"十三五"国家重点出版物出版规划项目

认知神经科学书系·方法与技术卷

丛书主编　杨玉芳

U0289796

近红外光谱脑功能成像

朱朝喆　著

科学出版社

北　京

内 容 简 介

近红外光谱脑功能成像（fNIRS）是一种新型的脑成像技术，因具有生态效度高、可移动等优势，迅猛发展并成为当今脑成像领域不可或缺的成员。本书首先介绍了该技术的起源、发展与特点；然后从成像原理与设备参数、实验设计、光极板准备、fNIRS 信号和定位数据采集、个体血氧响应指标计算、群体实验效应统计等方面系统介绍了 fNIRS 技术与方法；最后综述了 fNIRS 的优势应用领域（儿童脑功能与认知发展、社会交互、高生态效度场景）与前沿技术（静息态脑成像、多脑成像、多元数据分析），以及 fNIRS 领域常用的定位与数据分析软件。

本书可供近红外光谱脑功能成像技术与方法领域的研究者、应用该技术研究基础与临床认知神经科学问题的学者、医生参考，也可作为 fNIRS 脑功能成像相关领域研究生课程的教材。

图书在版编目（CIP）数据

近红外光谱脑功能成像 / 朱朝喆著. —北京：科学出版社，2020.12
（认知神经科学书系 / 杨玉芳主编）
"十三五"国家重点出版物出版规划项目
ISBN 978-7-03-067849-2

Ⅰ.①近⋯ Ⅱ.①朱⋯ Ⅲ.①红外光谱–应用–脑病–影像诊断
Ⅳ.①R742.04

中国版本图书馆CIP数据核字（2020）第269297号

责任编辑：崔文燕 / 责任校对：杨 然
责任印制：赵 博 / 封面设计：黄华斌

科 学 出 版 社 出版
北京东黄城根北街 16 号
邮政编码：100717
http://www.sciencep.com
北京建宏印刷有限公司印刷
科学出版社发行 各地新华书店经销
*
2020 年 12 月第 一 版 开本：720×1000 1/16
2025 年 1 月第四次印刷 印张：13 1/4 插页：10
字数：240 000
定价：128.00 元
（如有印装质量问题，我社负责调换）

丛书序

PREFACE TO THE SERIES

认知神经科学是 20 世纪后半叶兴起的一门新兴学科。认知神经科学将认知科学的理论与神经科学和计算建模等研究方法结合起来，探索人类心理与大脑的关系，阐明心智的物质基础。这是许多科学领域共同关心的一个重大科学问题。解决这个问题过程中的新发现和新突破，会深刻影响众多科学和技术领域的进展，影响人们的社会生活。

一方面，在心理学领域，人们曾经采用神经心理学和生理心理学的方法和技术，在行为水平上进行研究，考察脑损伤对认知功能的影响，增进了对于脑与心智关系的认识。近三十年来，神经科学领域的脑影像技术和研究方法的巨大进步，使得人们可以直接观察认知过程中大脑活动的模式，大大促进了对于人类认知的神经生物学基础的探索。另一方面，在神经科学领域，人们以心理学有关人类认知的理论和实证发现为指导，探索神经系统的解剖结构与认知功能的关系，有望攻克脑与心智关系研究的核心和整体性问题。可见，认知科学与神经科学的结合，使得这两个科学领域的发展都上升到了前所未有的崭新高度，开创了一个充满挑战与希望的脑科学时代。

多年前，有学者建议，将行为、心理、神经与基因研究的相互结合，作为认知科学的路线图。认知神经科学与传统的认知心理学、生理心理学、神经心理学和神经科学等相互重叠与交叉，同时又将它们综合起来。这种跨学科的研究方法和路径，使人们不仅能在行为和认知的层面上，还可以在神经回路、脑区和脑网络的层面上探讨脑与心智的关系。而且，这种探索不再局限于基本认知过程，已经扩展到发展心理学和社会文化心理学领域。其中，基本认知过程研究试图揭示感知觉、学习记忆、决策、语言等认知过程的神经机制；发展认知神经科学将发展心理学与神经科学和遗传学相结合，探讨人类心智的起源及其发展变化规律；社会文化认知神经科学将社会心理、文化比较与神经科学结合，研究社会认知的文化差异及其相应的神经机制差异。

在过去的三十余年中，认知神经科学获得了空前的繁荣和发展。世界各国对脑科学发展做了重要部署。每年都举办大规模的认知神经科学学术会议，吸引了不同学科领域的众多学者参与。以认知神经科学为主题的论文和学术著作的出版十分活跃。国内学者在这一前沿领域也做出了很多引人瞩目的工作，产生了一定的国际影响力。在国家层面上，政府对这个领域的发展极为重视，做了重要的部署和规划，在 21 世纪之初即建立了"脑与认知科学"和"认知神经科学与学习"两个国家重点实验室，设立了 973 计划项目、国家自然科学基金重大项目等，对认知神经科学研究进行大力资助。《国家中长期科学和技术发展规划纲要（2006—2020 年）》将"脑科学与认知科学"纳入国家重点支持的八大前沿科学领域。习近平在《为建设世界科技强国而奋斗——在全国科技创新大会、两院院士大会、中国科协第九次全国代表大会上的讲话》中提出，脑功能研究是探讨意识本质的科学前沿，具有重要科学意义，而且对脑疾病防治、智能技术发展也具有引导作用。《中华人民共和国国民经济和社会发展第十三个五年计划纲要》也强调，要强化"脑与认知等基础前沿科学研究"，并将"脑科学与类脑研究"确定为科技创新 2030 重大项目。

科技图书历来是阐发学术思想、展示科研成果、进行学术交流的重要载体。一门学科的发展与成熟，必然伴随着相关专著的出版与传播。科学出版社作为国内科技图书出版界的"旗舰"，在 2012 年启动了"中国科技文库"重大图书出版工程项目，并将"脑与认知科学"丛书列入出版计划。考虑到脑科学与认知科学涉及的学科众多，"多而杂"不如"少而精"。为保证丛书内容相对集中，具有一定代表性，在杨玉芳研究员的建议下，丛书更名为"认知神经科学书系"。

2013 年，科学出版社与中国心理学会合作，共同策划和启动了"认知神经科学书系"的编撰工作。确定丛书的宗旨是，反映当代认知神经科学的学科体系、方法论和发展趋势；反映近年来相关领域的国际前沿、进展和重要成果，包括方法学和技术；反映和集成中国学者所作的突出贡献。其目标包括：引领中国认知神经科学的发展，推动学科建设，促进人才培养；展示认知神经科学在现代科学系统中的重要地位；为本学科在中国的发展争取更好的社会文化环境和支撑条件。丛书将主要面向认知神经科学及相关领域的学者、教师和研究生，促进不同学科之间的交流、交叉和相互借鉴。同时力争为国民素质与身心健康水平的提升、经济建设和社会可持续发展等重大现实问题提供一定的科学知识基础。

丛书的学术定位，一是前沿性。集中展示国内学者在认知神经科学领域内取得的最新科研成果，特别是那些具有国际领先性、领域前沿性的研究成果，科研主题和成果紧扣国际认知神经科学的研究脉搏。二是原创性。更好地展示中国认知神经科学研究近年来所取得的具有原创性的科研成果，以反映作者在该领域内取得的有代表性的原创科研成果为主。三是权威性。由科学出版社和中国心理学会共同策划，汇集国内认知神经科学领域的顶尖学者组成编委会。承担单本书写作任务的作者均是认知神经科学各分支领域内的领军学者，并取得了突出的学术成就，保证丛书具有较高的权威性。

丛书共包括三卷，分别为认知与发展卷、社会与文化卷、方法与技术卷，涵盖了国内认知神经科学研究的主要分支与主题。其中，认知与发展卷展示语言、决策、认知控制、疼痛、情绪、睡眠、心理发展与年老化、阅读障碍、面孔认知等领域的研究成果；社会与文化卷展示文化心理、自我认知、社会情绪、社会认知的神经与脑机制等研究成果；方法与技术卷介绍当前认知神经科学研究主要使用的方法与技术手段，包括多模态神经影像、弥散磁共振脑影像、近红外光谱脑功能成像、静息态功能磁共振成像、计算认知神经科学、脑电信号处理和特征提取等。

丛书的编撰工作由中国心理学会的两个分支机构共同负责组织。中国心理学会出版工作委员会主任、中国科学院心理研究所杨玉芳研究员任丛书的主编。中国心理学会普通心理和实验心理专业委员会主任、北京大学吴艳红教授任编委会主任。时任北京师范大学心理学院院长刘嘉教授（现任清华大学教授）在丛书的策划和推动中发挥了重要作用。

丛书编委会汇集了国内认知神经科学领域的优秀学者，包括教育部长江学者特聘教授、国家杰出青年基金获得者、中国科学院"百人计划"入选者等。编委会选择认知神经科学各分支领域内的领军学者承担单本书的写作任务。他们均在各自擅长的领域取得了突出的学术成就，其著作能够反映国内认知神经科学领域的最新成果和最高学术水平。

在启动丛书编撰工作的同时，中国心理学会还组织编撰了《心理科学发展报告2014—2015》（以下简称《发展报告》），主题是"脑科学时代的心理学"，组织召开了以此为主题的学术研讨会。国内各高校和研究机构的十多位青年学者，围绕认知过程的神经基础、发展认知神经科学、社会认知神经科学和技术与方法的进展四个分主题，做了高水平的学术报告。此后他们又参与了《发展报告》的编撰工作。研讨会的召开和《发展报告》的出版在心理学界产生了很好的影响，也成为丛书编撰准备工作的一个组成部分。研讨会的多位报告人后续承担了"认知神经科学书系"的写作任务。

在丛书编撰过程中，编委会组织召开了多次编撰工作会议，邀请丛书作者和出版社编辑出席。作者们报告自己的撰写计划和进展，对写作中的问题和困惑进行讨论与交流，请出版社的编辑予以解答。编撰工作会议同时也是学术研讨会，认知神经科学不同分支领域的学者相互交流和学习，拓展学术视野，激发创作灵感，对丛书写作的推进十分有益。

科学出版社的领导和教育与心理分社的编辑对本丛书的编撰和出版工作给予了高度重视和大力支持。时任科学出版社党委书记李锋（现任科学出版社总编）出席了丛书的启动会并做报告。科学出版社副总编陈亮曾与作者开展座谈，为大家介绍科学出版社的历史与成就。教育与心理分社付艳分社长和编辑们经常与作者联系，悉心回答大家的问题。在大家的努力下，"认知神经科学书系"入选了"十三五"国家重点出版物出版规划项目，部分著作获得了国家科学技术学术著作出版基金的资助。

经过数年的不懈努力，丛书的著作逐步进入出版阶段，将陆续与读者见面。希望丛书的出版能成为我国认知神经科学领域的一件具有重要意义的大事，对学科未来的发展起到积极的促进作用，并产生深刻和久远的影响。

丛书主编　杨玉芳

编委会主任　吴艳红

2020 年 10 月 16 日

前　言

PREFACE

2009 年，笔者的研究从脑功能磁共振成像（fMRI）领域转入新兴的近红外光谱脑功能成像（fNIRS）领域。从一无所知，到对该技术及其应用有一定的了解和经验，直到最终做出系列原创性的成果，历经十余年。由于缺少能够帮助研究者快速、系统、全面地了解该项技术的教材或者专著，我们只能依托前期 fMRI 研究的基础与经验，参阅 fNIRS 的研究论文和综述文献，零零散散地进行学习和探索，中间经历了种种挫折。为了让国内的同行不再走我们走过的弯路，我们的研究团队在 2014 年发起并成功举办了首届全国近红外光谱脑成像年度学术会议，为研究人员提供了一个相互交流学习的平台；此外，我们还组织了 fNIRS 技术的系统培训来分享我们对 fNIRS 技术与应用的认识和经验。其间，不少学员和国内的研究者建议我们写一本教材，以便在更大范围内推广这项技术。非常幸运，这个想法得到了"十三五"国家重点出版物出版规划项目"认知神经科学书系"的支持和认可。在相关部门的支持下，本书的撰写和出版计划也终于提上了日程。

考虑到广大基础与临床认知神经科学研究者的背景知识结构，笔者在内容的选取、安排以及写作风格方面进行了相应的调整。撰写过程中，在保证内容完整性和严谨性的前提下，尽量避免复杂的生理物理理论与数学公式，采用了较为直观的方式来介绍相关内容。第一章主要介绍了 fNIRS 的起源与发展历史，通过与 fMRI、EEG 等常见脑成像技术的比较来介绍我们对 fNIRS 技术特点的理解和认识，以便读者阅读后能够在 fNIRS 的历史发展及其在脑成像大家族中的地位两个维度上对 fNIRS 技术形成总体认识。第二章简要地介绍了 fNIRS 成像的基本生理原理和基本光学原理、成像设备的组成及相关器件。对成像设备的介绍主要围绕应用最为广泛的连续波系统展开。其他更为复杂的成像技术（如时域成像系统与频域成像系统、扩散层析成像系统等）在认知神经科学研究领域占比较低，故将其放入章节末尾的扩展阅读部分。第三章中，除常规的实验设计内容介绍外，笔者还分享了研究团队多年来在 fNIRS 数据采集过程中积累的实践经验，以期对 fNIRS 数据采集的规范化做出贡献。第四章略过了常识性的统计知识（如 t 检验、方差分析等），对 fNIRS 脑成像特有的数据分析过程，如 fNIRS 信号预处理、基于 GLM 模型的个体血氧响应指标计算以及多重比较校正等方面做了更为详尽的介绍。此外，考虑到基于 fNIRS 的认知神经科学研究通常采用群体研究，本书并未采用功能磁共振脑成像数据分析原理的常规介绍方式（个体水平的统计推断与群体水平的统计推断并存），而是采用了与行为数据分析进行类比的方法，凝练出个体效应提取与群体统计两个环节来展开对 fNIRS 脑成像数据分析方法的介绍。从以往的经验来看，这种结构化与讲解的方式更有助于广大研究者理解 fNIRS 数据分析的原理。第五章详述了 fNIRS 技术在其优势领域中的应用情况，以期使研究者更好地了解和借鉴该领域已有的研究方法与成果。第六章（前沿技术专题）结合了国际上 fNIRS 的研究趋势以及作者研究团队的成果，介绍了一些有前景的技术以及应用，包括静息态脑成像、多脑成像及 fNIRS 多元数据分析等。值得一提的是，fNIRS 的脑机接口与神经反馈是一个很有前景的前沿方向，受清华大学高上凯老师之邀，该部分内容已被纳入"类脑计算与类脑智能研究前沿"丛书中的《脑-计算机交互研究前沿》一书中，有兴趣的读者可以参阅。

笔者在本书的写作过程中得到了很多人的帮助，首先本研究组的硕士、博士研究生蒋依涵、戴瑞娜、孙沛沛、段炼、赵阳、张宗、肖翔、侯鑫、龚一隆、张伟等在书稿的调研、材料准备以及手稿修改等方面做出了很大的贡献。书稿完成后，北京师范大学丁国盛教授和甄宗雷博士、北京航空航天大学汪待发博士分别对书稿的实验设计、数据分析和成像原理部分提出了宝贵意见。

　　尽管我们在本书的结构和文字上都做了很大的努力，但仍会有不尽如人意之处，希望广大读者多提宝贵意见。我们相信这本书的出版只是一个开始，在笔者自身认识和研究水平不断提高和广大读者建设性反馈的过程中，本书还会逐渐更新与完善。

目　录
CATALOGUE

缩 略 语 表

AAL	automated anatomical labeling	自动解剖标记
BOLD	blood oxygen level dependent	血氧水平依赖
CPC	continuous proportional coordinate	连续比例坐标
DOT	diffuse optical tomography	扩散光学层析成像
DPF	differential path-length factor	路径长度修正因子
EEG	electroencephalogram	脑电图
ERP	evented related potential	事件相关电位
FFA	fusiform face area	梭状回面孔区
fMRI	functional magnetic resonance imaging	功能磁共振成像
fNIRS	functional near-infrared spectroscopy	近红外光谱脑功能成像
GLM	general linear model	一般线性模型
HbO_2	oxyhemoglobin	氧合血红蛋白
HbR	reduced hemoglobin	脱氧血红蛋白
HbT	total hemoglobin	总血红蛋白
ICA	independent component analysis	独立成分分析
IFG	inferior frontal gyrus	额下回
IPL	inferior parietal lobule	顶下小叶
M1	primary motor cortex	初级运动皮层
MEG	magnetoencephalography	脑磁图
MRI	magnetic resonance imaging	磁共振成像

NIRS	near-infrared spectroscopy	近红外光谱技术
OFA	occipital face area	枕叶脸区
PCA	principal component analysis	主成分分析
PET	positron emission tomography	正电子发射断层成像技术
PFC	prefrontal cortex	前额叶
PMC	premotor cortex	前运动区
RSFC	resting state functional connectivity	静息态功能连接
S1	primary somatosensory cortex	初级躯体感觉皮层
SMA	supplementary motor area	辅助运动区
SMC	sensorimotor cortex	感觉运动皮层
SPL	superior parietal lobes	顶上小叶
STS	superior temporal sulcus	颞上沟
TBA	transcranial brain atlas	经颅脑图谱
TMS	transcranial magnetic stimulation	经颅磁刺激
TPJ	temporal parietal junction	颞顶联合区

第一章

绪　论

　　纵观人类历史，虽然科学家常常遇到诸多阻碍，但科学的巨轮从未停止过前行。如今，我们对自然、宇宙与生命都有了比以往更深刻的理解，许多困扰着前人的难题对我们来说已不再神秘。但有一样事物，我们对它的认识却才刚刚起步。它与我们朝夕相伴，却又神秘而难以触及；我们惊讶于它神奇的能力，却又对它的工作原理知之甚少。这个事物就是我们神奇的大脑。大脑是我们意识的载体，让我们体会到喜怒哀乐，也控制着我们的行走坐卧；让我们能够独自一人静默地思考深刻的哲学问题，也让我们能彼此合作建构出复杂的社会组织。

　　有人说，21世纪是脑的世纪，无数的科学家正试图揭开它的神秘面纱。但是，人类的双眼却不能直接看到隐藏在头骨下的大脑，更无从知晓其精细的神经活动。要想揭开大脑的秘密，我们还需要一件利器——脑成像技术。跨时代的观测技术往往对推动科学发展起着重要作用，比如显微镜催生了现代生物学，望远镜催生了现代天文学，而脑成像技术对脑科学发展来说就是21世纪的显微镜。脑成像技术可以分为结构性和功能性成像技术两类。前者用于揭示大脑的解剖结构与形态，被称为脑结构成像；而后者更关注大脑发生认知活动时的状态及其动态变化过程，被称为脑功能成像。20世纪初期，德国精神科医生Berger（1933）首次从人类的头皮电信号中观察到了与心算相关的神经活动，这是以检测头皮电活动为目标的EEG和ERP的起源。与此同时，人们也意识到神经元放电耗能时会产生额外的代谢需求，进而引起大脑局部的血氧变化。代谢变化和血氧变化都是神经活动的间接产物，基于这种间接成像的思路，在20世纪70年代左右产生了追踪代谢产物的PET；20世纪90年代贝尔实验室的Ogawa等（1990）提出了BOLD，人们开始检测血氧变化带来的局部磁场变化。此后，fMRI因其非侵入性和毫米级的空间分辨率成为主流的脑功能成像技术，为理解人脑功能提供了大量的重要证据。20世纪90年代初，fNIRS进入脑功能成像领域研究者的视野。fNIRS 作为一种成本低、生态效度高的非侵入式成像技术，在过去的 20 多年中飞速发展，在婴幼儿发育、社会交互等许多传统脑成像难以涉足的领域表现出不可替代的作用。

第一节　fNIRS 技术的起源与发展

fNIRS[①]脱胎于传统的 NIRS。NIRS 技术是利用待检测物质在近红外光波段（650—2000nm）的吸收光谱来测定其成分浓度及特性的一种分析技术，常用于食品质量监测及药物分析等领域（Hamaoka et al.，2011；Osborne，2006）。人体组织内的血红蛋白也是一种化学物质，在近红外波段具有独特的吸收光谱，为利用 NIRS 技术检测血氧变化提供了可能。1876 年，德国科学家 von Vierordt 发现阻断血液循环后，组织的近红外吸收光谱会有所变化。1894 年，同样来自德国的 Huifner 成功利用 NIRS 技术测定了 HbO_2 和 HbR 的浓度。之后很长一段时间内，NIRS 技术主要用于静态检测乳腺等组织的恶性肿瘤，以及动态监测人体组织的血氧饱和度变化（脉搏血氧仪）。

1977 年，Jobsis 将 NIRS 技术用于探测人脑的血红蛋白浓度，成功捕捉到人在深呼吸时大脑皮层的血氧变化。Jobsis 发表在 *Science* 上的文章首次说明了近红外光用于探测活体大脑活动的可行性（Jobsis，1977）。1984 年，英国伦敦大学的 David Deply 开始开发 fNIRS 系统。以 Deply 提出的四波长原型机为基础，伦敦大学的合作伙伴——日本滨松公司于 1989 年推出了第一款商用的 fNIRS 设备（NIRO-1000，单通道连续波系统）。Chance 等（1992，1993）两个研究组分别独立完成了第一批 fNIRS 研究，使用经典范式观测到了认知活动诱发的前额叶血氧变化以及视觉刺激诱发的枕叶血氧变化。关于这些研究的文章发表标志着 fNIRS 脑功能研究的开端（Chance et al.，1992，1993；Hoshi & Tamura，1993；Kato et al.，1993；Villringer et al.，1993）。

早期的 fNIRS 研究使用的设备相对简单，配备的观测通道数量较少，只能在单个或少数几个头壳位置进行测量，这极大限制了脑功能研究。早在 1993 年最初的单通道 fNIRS 研究中，研究者就已经提出了在多个不同的脑区同时采集血氧信号的必要性。此外，脑活动的空间模式也是研究者十分感兴趣的问题。Hoshi 和 Tamura（1993）同时使用了 5 个单通道设备（OM-100A）对受试者执行不同认知任务时的脑活动进行了研究。他们发现不同脑区血氧变化的时间进程不

---

① 脑功能成像研究中的 NIRS 大多与 fNIRS 同义。

同，而且这种不同取决于在认知任务中执行的心理操作。这项研究首次利用 fNIRS 成功检测到具有区域特异性的血氧变化。后期的技术发展产生了拥有多个测量通道的设备。多通道 fNIRS 可以同时观测多个脑区，并根据结果绘制二维地形图，从而可以得到脑激活的空间分布模式。当通道数足够多时，fNIRS 甚至可以实现全头范围同步成像。

常见的 fNIRS 商用设备虽然可移动，但其体积较大，难以在各种日常生活场景中使用。1997 年前后，人们开始了对于便携 fNIRS 设备的开发。之后又从小型便携设备进一步发展出了可穿戴式的微型 fNIRS 设备。微型设备通常借助蓝牙将数据实时传输到笔记本电脑上进行查看、存储、处理等操作。可穿戴、无线、便携的微型设备是脑成像设备发展的重要方向。此类设备体积小，穿戴方便，可以在任何时间地点灵活使用，此外，由于没有沉重的光纤压在头上，佩戴起来十分舒适，尤其适于长时间测量。

fNIRS 技术的发展还得益于 fNIRS 信号处理与分析技术的不断革新。如今学术界已经建立了噪声处理和定位模型，以及基于 GLM 的数据分析方法体系。一些实验室还发布了日渐成熟的免费分析软件，如 NIRS_SPM 等任务态 fNIRS 数据分析软件等。笔者团队开发的 NIRS-KIT 软件包，集成了静息态与任务态数据分析功能（详见本书附录 1）。这些软件的出现降低了 fNIRS 初学者的数据分析难度，也起到了规范数据分析流程的作用，使研究者可以免于烦琐的编程工作，将更多的精力投入到科学问题的研究之中。

在数据获取与分析技术不断完善的同时，fNIRS 也开始被用于研究各个认知过程中涉及的神经机制，以验证相关的认知神经科学理论模型；同时 fNIRS 也被越来越多地用于临床领域，比如对各种神经与精神疾病的病理机制研究以及临床辅助诊断等。近年来，研究者对于 fNIRS 技术低成本、便携、生态效度高等优势的认识不断加深，其优势领域得到不断的发展与壮大。如今 fNIRS 技术正在儿童脑功能与认知发展及其异常，自然环境下的感觉与认知与运动控制，社会交互、人因工程以及各种神经与精神疾病等领域发挥着惊人的力量。

在过去的 20 年中，fNIRS 研究的数量一直在飞速增长。值得一提的是，神经影像领域专业顶级期刊 *NeuroImage* 在 2014 年推出了 fNIRS 技术 20 周年的庆祝特刊（*Celebrating 20 Years of Functional Near Infrared Spectroscopy*），对 fNIRS 在方法技术及各个应用领域取得的主要成果以及该成像技术的发展前景进行了综述。同年，国际 fNIRS 学会①成立，并创办了两年一次的官方学术会议。最近，*Neurophotonics* 也作为学会的官方期刊与大家见面，着力于发表使用光学技术的

---

① 国际 fNIRS 学会官方网址为 https://fnirs.org/。

脑科学研究进展。这些事件标志着 fNIRS 已经成为一种成熟的脑功能成像技术。

与国际情况类似，国内早期的研究也主要是 fNIRS 设备开发与成像算法方面的工作。研究主力是清华大学、华中理工大学、天津大学等单位的生物医学光子学研发团队。近年来，随着 fNIRS 商业化设备的涌现以及相关数据分析技术的成熟，国内相关领域研究发展极为迅猛。2014 年，笔者发起并举办了首届全国近红外光谱脑功能成像年度学术会议。截至 2019 年，该会议已连续成功举办六届，成为国内近红外脑成像领域规模最大的学术会议，已吸引了来自内地、香港、澳门等地的 120 余家单位近 700 名相关领域研究者参会。近年来，国内研究者在国际顶级期刊（包括 *PNAS*、*Science Advances*、*Nature Communications*、*Journal of Neuroscience*、*Cerebral Cortex*、*NeuroImage*、*Human Brain Mapping* 等）发表了一系列重要成果，在 fNIRS 脑连接组学、多脑成像、经颅脑图谱等多项技术与应用方面走在了国际前列。另外，国产化的 fNIRS 设备也开始崭露头角。上述列举的成果与进展都标志着我国已经成为国际 fNIRS 大家庭中的重要一员。

第二节　fNIRS技术优势与不足

fNIRS 能够快速发展并在脑成像家族中占有一席之地，与其技术本身的优势密不可分。fNIRS 最明显的优势是其高生态效度，即在接近自然情境下进行脑成像的能力。这极大地拓展了现有脑成像研究的研究对象范围和实验范式类型。由于 fNIRS 对头部和肢体晃动的敏感性远低于 fMRI，在实验过程中受试者可以适当地眨眼、说话、运动。这降低了使用过程中的不适感，提高了受试者及儿童受试家长的接受度。因此，fNIRS 非常适于婴儿、儿童、多动症患者等头动较多、对设备不适性容忍度较低的受试者群体。fNIRS 也适用于因身体上带有金属（补牙、假牙）或患有幽闭恐惧症而无法使用 fMRI 扫描的受试者。fNIRS 的舒适性和易接受性使其成为一种更适合对受试者进行多次扫描的技术，从而可以实现对训练、康复过程中的脑可塑性动态变化的追踪研究。fNIRS 甚至可以实现长时监测，例如可以被用于对早产儿童进行临床长期监测以实时发现脑功能病变。由于没有磁共振腔体与严格限制头动等约束，fNIRS 还能够用于研究户外跑步、运动训练等真实环境下的运动功能，并且可以在真实社会交互情境下进行多脑成像。例如在后者的场景中，研究人员可以突破图片、视频等传统刺激材料的限制，采用便携设备监测一对情侣在家中真正面对面交谈时的脑活动。这种实验设计更加贴近真实生活中的实际情况，让研究具有更高的生态效度。

此外，fNIRS 还有一些其他优点。相对磁共振设备高昂的价格和居高不下的使用成本，fNIRS 具有更明显的成本优势和更广泛的应用性；fNIRS 还具有便携性与可移动性。较大的近红外设备装有轮子，中小型号的近红外设备可以随身携带，能够灵活移动以满足术中监控和户外监测的需求。日本已经出现了专门用于儿童能力测查的移动近红外监测车。另外，多模态成像与融合分析是未来脑科学研究发展的趋势之一。fNIRS 具有和其他成像设备的良好兼容性。光学信号和电、磁的良好兼容，使得 fNIRS 可以和 fMRI/EEG 无干扰地进行同步扫描。此外，fNIRS 还可以与 TMS 等非侵入神经调控技术结合，一方面可以用于 TMS 靶脑区定位，另一方面也可以用于评估 TMS 干预的效果。fNIRS 还可以同时检测氧合/脱氧血红蛋白浓度变化，可以从多个角度反映脑功能活动的规律，有助于更好地理解神经血管耦合关系。除此之外，fNIRS 具有较高的采样率（可达数十Hz），有助于高频噪声的分离与剔除。

当然任何成像技术都有其局限性，fNIRS 技术也不例外。fNIRS 的局限性主要包括以下几个方面。首先，fNIRS 技术只能观测大脑皮层表面区域。由于存在散射和吸收效应以及安全方面对光强的限制，发射极发出的近红外光仅能到达头皮下 1.5—2cm（即大脑皮层表面）。因此， fNIRS 很难探测到大脑皮层的沟回深处，更无法探测到岛叶以及杏仁核、海马、丘脑等皮层下的核团。其次，fNIRS 成像过程中受到多种噪声影响（例如头皮中的血氧波动、环境光的串扰等），因此其信噪化（signal to noise ratio，SNR）明显低于 fMRI。最后，fNIRS 成像技术本身并不能提供所测量脑区的解剖位置信息，因而很难实现不同研究之间、不同实验室之间以及不同脑成像模态之间的结果比较与整合（如不便进行荟萃分析）。

表 1-1 为 fNIRS 与传统成像技术（fMRI 与 EEG）的性能比较。

表 1-1 fNIRS、fMRI、EEG 成像技术性能比较

测量对象	fNIRS	fMRI	EEG
	神经活动继发引起的血氧变化		神经电活动
时间分辨率	秒级	秒级	毫秒级
观测原理	光	磁	电
侵入性	非侵入	非侵入	非侵入
空间分辨率	较高	高	较低
探测深度	皮层表面	深部核团	皮层
购买成本	中等（数十万—数百万）	高（数千万）	低（数万—数十万）
对受试者的限制性	低	高	较低
高生态情境适用性	高	低	较高（存在肌电等伪迹）
便携/灵活性	可移动	不可移动	可移动

参 考 文 献

Berger，H.（1933）. Uber das elektrenkephalogramm des menschen. *European Archives of Psychiatry and Clinical Neuroscience*，98（1），231-254.

Chance，B.，Zhuang，Z.，Lipton，L.，Alter，C.，Rachofsky，E.，（1992）. Fourier transform analysis of brain blood volume changes in cognition. *Society for Neuroscience Meeting*. 25-30 October，Anaheim，CA. Abs. 2985.

Chance，B.，Zhuang，Z.，UnAh，& C.，et al.（1993）. Cognition-activated low-frequency modulation of light absorption in human brain. *Proceedings of the National Academy of Sciences*.

Hamaoka，T.，McCully，K. K.，Niwayama，M.，& Chance，B.（2011）. The use of muscle near-infrared spectroscopy in sport，health and medical sciences：Recent developments. *Philosophical Transactions of the Royal Society A：Mathematical，Physical and Engineering Sciences*，369（1955），4591-4604.

Hoshi，Y.，& Tamura，M. .（1993）. Detection of dynamic changes in cerebral oxygenation coupled to neuronal function during mental work in man. *Neuroence Letters*，150（1），5-8.

Hüfner，G.，1894. *Neue Versuche zur Bestimmung der Sauerstoffcapacität des Blutfarbstoffs*. http://nbn-resolving.de/urn/resolver.pl?urn:nbn:de:hebis:30-1101064

Jobsis，F. F.（1977）. Noninvasive，infrared monitoring of cerebral and myocardial oxygen sufficiency and circulatory parameters. *Science*，198（4323），1264-1267.

Kato，T.，Kamei，A.，Takashima，S.，& Ozaki，T.（1993）. Human visual cortical function during photic stimulation monitoring by means of near-infrared spectroscopy. *Journal of Cerebral Blood Flow & Metabolism*，13（3），516-520.

Ogawa，S.，Lee，T. M.，Kay，A. R.，& Tank，D. W.（1990）. Brain magnetic resonance imaging with contrast dependent on blood oxygenation. *Proceedings of the National Academy of Sciences*，87（24），9868-9872.

Osborne，B. G.（2006）. *Near-infrared Spectroscopy in Food Analysis*. https://doi.org/10.1002/9780470027318.a1018

Vierordt，K.（1876）. *Die quantitative Spectralanalyse in ihrer Anwendung auf Physiologie，Physik，Chemie und Technologie*. Tübingen：Laupp.

Villringer，A.，Planck，J.，Hock，C.，Schleinkofer，L.，& Dirnagl，U.（1993）. Near infrared spectroscopy（NIRS）：A new tool to study hemodynamic changes during activation of brain function in human adults. *Neuroscience Letters*，154（1-2），101-104.

fNIRS成像原理与设备

本章的第一节从神经血管耦合现象出发,逐步展开介绍 fNIRS 成像的生理原理;第二节介绍了 fNIRS 利用近红外光检测脑功能信号的物理原理;第三节总结了主流 fNIRS 的设备组成与技术参数;最后的拓展阅读部分简述了时域和频域成像系统以及扩散光学层析成像技术的特点。

第一节 神经血管耦合

与 fMRI 脑功能成像技术类似,fNIRS 的测量对象并非神经元活动本身,而是神经元活动相关的能量代谢产物。生理学研究揭示,大脑神经元的细胞膜内外存在电势差,被称为神经元膜电位(membrane potential)。在神经元工作时,必须有能量来维持和恢复神经元膜电位。但大脑本身几乎不存储能量,神经元所需能量几乎全部由葡萄糖有氧代谢实时供给。因此代谢所需的葡萄糖与氧气必须由血供系统不间断地向大脑供给。在基线(base line)情况下,大脑 HbO_2 以一定的比率释放携带的氧,并转变为 HbR,其释放的氧则被细胞吸收用于基础代谢过程。当外部刺激出现时,负责处理相关刺激的神经元开始工作(如放电率增加等)。此时这些神经元所在脑组织的代谢活动会增加,从而为这些神经元活动变化提供能量。而代谢活动会引起局部组织血液中[HbO_2]减小,[HbR]增大。而血液中血红蛋白浓度的变化又会触发一系列的复杂的大脑调节活动,如局部血管扩张,脑血流及脑血容量增加,最终提供更多富含氧的新鲜血液,以补偿神经活动所消耗的氧。在这一过程中,脑血流增加所提供的氧量会远远大于神经元实际的耗氧量("过补偿"现象),导致局部组织血液中的 HbO_2 过剩。经过这一系列变化,脑活动所引起变化的最后通常表现为血液中[HbO_2]增大,[HbR]减小。

这种血氧含量的变化在十几秒左右达到峰值，随后缓慢地恢复到基线水平。这种发生在局部脑组织中的神经活动继发引起的血供系统的变化过程叫作神经血管耦合（neurovascular coupling）过程。

如果把局部脑组织看成一个系统，局部脑组织血供系统的变化（系统的输出）就是该系统对神经元活动（系统的输入）的血液动力学响应（hemodynamic response）（Friston et al.，1998）。而我们可以用血液动力学响应函数（hemodynamic response function，HRF）来定量刻画脑组织对单次刺激响应的动态变化过程，典型的血氧动力学响应函数见图 2-1。从图 2-2 中我们可以发现，神经血管耦合过程会把快速变化的神经电活动转换为缓慢变化的血液动力学变化。而 fNIRS 技术就是通过近红外光来检测这种缓慢变化的血液动力学响应来间接反映局部脑组织内的神经元活动及其变化规律的，这也是通常将 fNIRS 检测的信号称为慢变信号的原因。

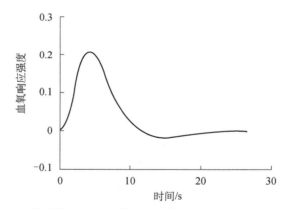

图 2-1　典型的血氧动力学响应函数（Kamran et al.，2015）

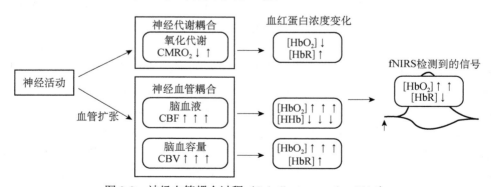

图 2-2　神经血管耦合过程（Scholkmann et al.，2014）

第二节　光学检测原理

如前一节所述，fNIRS 的直接观测对象并非神经活动本身，而是与神经活动密切相关的局部血氧浓度变化，这与 fMRI 成像所检测的活动类似。但二者检测血氧浓度变化的物理原理不同：fMRI 检测主要建立在血氧浓度变化带来的局部磁场属性改变的基础之上；而 fNIRS 检测建立在血氧浓度变化带来的局部脑组织光学属性（如吸收与散射系数）改变的基础之上。下面将介绍 fNIRS 技术如何通过在颅外发射近红外光来非侵入地检测局部脑组织内 [HbO$_2$] 与 [HbR] 的变化。

一、光的吸收与散射

光在穿过生物组织时会因组织的吸收作用而产生衰减。早在 18 世纪，物质对光的吸收作用就得到了许多研究者的关注。Bouguer（1729）和 Lambert（1760）分别阐明了物质对光的吸收程度与光穿过的吸收介质的厚度成正比；Beer（1852）又提出物质对光的吸收程度和吸光物质的浓度也成正比。将二者结合起来即得到了描述物质对光的吸收的定量关系，称为比尔-朗伯定律（Beer-Lambert Law，BLL）。这一定律表明：物质对光的吸收程度与光的传输路径长度和吸光物质的浓度成正比。

$$OD = \varepsilon \cdot C \cdot L \qquad (2\text{-}1)$$

其中，OD（optical density）代表光衰减量，是发射光强和检测光强比值的负对数；C 代表吸光物质浓度，单位为 mol；ε 代表消光系数，单位为 mol$^{-1} \cdot$ cm^{-1}；L 代表介质厚度，单位为 cm（Koh，2007）。

由于消光系数不仅与吸光物质种类有关，还与光的波长有关，因此当介质中含有多种吸光物质（例如血液中的 HbO$_2$ 与 HbR）时，就可以采用多种波长的检测光分离出各种吸光物质各自的浓度。fNIRS 技术所使用波长大致介于 650—950nm，属于近红外光谱的范围（图 2-3）。这一频率范围内的光有如下特点：首先，可以穿透头皮与颅骨等组织达到颅内；其次，吸光化合物（水、血红蛋白等）的总体吸光系数较小，从而保证光在穿出头皮到达检测器前不会被完全吸收；最后，HbO$_2$ 与 HbR 的吸收系数在这一范围内有明显的差别。因此，我们可以选择两种或两种以上的波长，利用不同波长对 HbO$_2$ 与 HbR 吸收系数的差异，分别求解出 HbO$_2$ 与 HbR 的浓度变化。

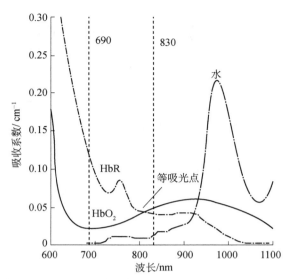

图 2-3　血红蛋白和水对近红外光的吸收系数。在等吸光点，HbO_2 与 HbR 对该波长光的吸光系数相同（Giacometti & Diamond，2013）

　　除了生物组织对光的吸收作用外，生物组织对光的散射作用也同样是 fNIRS 检测得以实现的物理基础。因为近红外光无法穿透整个头部，在使用近红外光测量脑组织的血红蛋白浓度时，不能像测量溶液或是其他生物组织（例如乳腺）那样以光透射传播的方式把检测器布置在入射光线的对侧。此时需要借助光在生物组织中的散射特性。散射是指光在散射介质中传播时，由于光子与介质中的微粒发生碰撞而发生运动方向的改变，从而不再沿直线运动，而是向各个方向发生弥散的现象。由于脑组织是具有强散射性的介质，当我们从头皮表面向脑组织竖直发射一束近红外光子时，这些近红外光子在穿过脑组织时会发生散射，向四面八方弥散。其中大部分光子会被脑组织吸收，而小部分光子会从光源位置周围的头皮表面穿出（Huppert et al.，2009）。因此，如果在发射源附近，间隔一定的距离（比如 3cm）放置一个检测器，则可检测到从该位置穿出的那部分出射光。这部分出射光是入射光经由一个香蕉形路径传播而来的那部分光子组成（图 2-4）。当光源和检测器的间距设置合适时，这条香蕉形路径可以经过大脑皮层区域，从而达到检测皮层区域神经活动的目的。研究表明，如果光子的发射极和接收极间距过小，则检测到的光子仅穿过浅层组织，无法到达皮层；而光极间距太大则会导致穿出的光子数过少，无法获得足够的观测的信号。

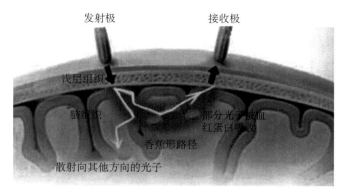

图 2-4　光子在组织中的传播过程（https://cibsr.stanford.edu/NIRS_Lab.html）（见彩图 2-4）

二、修正的比尔–朗伯定律[①]

上一节我们介绍了生物组织对光的吸收和散射现象，定性地介绍了血红蛋白浓度检测的基本原理：借助关于光的吸收性质（比尔–朗伯定律）建立近红外光的衰减与血红蛋白浓度之间的关系；借助光的散射性质实现在头皮表面对附近脑组织的光学观测。但在刻画散射现象时，原本的比尔–朗伯定律存在一定缺陷。如前所述，除了吸收作用，散射作用也会造成光强的衰减。首先，散射效应使光子在组织中经过的路径变长（由直线变为香蕉形），更多的光子被吸收，从而导致光强衰减增加，实际光路的长度并不等于介质的厚度 L（这里为发射极与接收极之间的直线距离），因此需要对光路长度 L 加以修正。其次，除脑功能研究感兴趣的 HbO_2 与 HbR 引起光强衰减外，其他因素也能够引起光强衰减，例如经过颅骨、脑脊液等物质时引起的吸收等。考虑到上述两方面原因，研究者提出了修正的比尔–朗伯定律（Modified Beer-Lambert Law，MBLL）（Delpy et al.，1988）：

$$OD = \varepsilon \cdot C \cdot DPF \cdot L + G \qquad (2\text{-}2)$$

其中，OD 为光衰减量，C 为吸光物质浓度，ε 为消光系数，L 为发射光极与接收极之间的直线距离（成年人一般采用 3cm）。与式（2-1）相比，式（2-2）中多了两个参数。其一是路径长度修正因子 DPF，它表示由于散射效应而增加的路径长度倍数。DPF 与 L 相乘作为修正后的实际光路长度。G 表示 HbO_2 与 HbR 引起的光强衰减外，其他因素引起的光强衰减的总和。通过这两个参数修正后的比尔–朗伯定律将散射对光强的额外衰减作定量化。其中，DPF 参数的精确测定很困难，不同性别年龄的受试者的不同组织具有不同的 DPF，在实际应用中经常采用以往研究中得到的经验值（Duncan 等对 100 名成年人采样得到

[①]　本小节公式来源于 Scholkmann et al.，2014。

的 DPF 均值为 6.53 ± 0.99）（Duncan et al.，1995）。利用式（2-2）求解吸光物质浓度 C 的绝对值存在的另一个问题是，G 的数值是未知的，而且几乎无法获得，这导致无法求解 C 的绝对值。不过在脑功能研究中，人们更加关心不同实验条件下的血氧浓度相对变化值，而非绝对值。因此，我们可以绕过求 C 的绝对值，转而求 C 的相对变化值。因为颅骨、脑脊液等物质的吸收量相对稳定，我们可假设 G 在实验观测时间内不变，那么在两个时间点 t_0 与 t_1 分别根据式（2-2）列出方程并相减，即可消去 G，从而获得 OD 的相对变化量 ΔOD 与血红蛋白相对浓度变化的关系：

$$\Delta OD = \varepsilon \cdot \Delta C \cdot DPF \cdot L \tag{2-3}$$

一般我们选择保持 fNIRS 设备的入射光强恒定（波长为 λ），选择实验刺激出现前某一时间点 t_0 的出射光强作为基线，计算经过 Δt 时间后在 t_1 时刻出射光强的相对变化。

$$\Delta OD_{(\Delta t,\ \lambda)} = -\lg\left(\frac{I_{(t_1,\ \lambda)}}{I_{(t_0,\ \lambda)}}\right) \tag{2-4}$$

然后利用式（2-4），我们即可列出两种不同波长近红外光的相对衰减量与两种血红蛋白浓度相对变化量之间的方程组。

$$\Delta OD_{(\Delta t,\ \lambda_1)} = \left(\varepsilon_{HbO,\ \lambda_1} \cdot \Delta[HbO_2] + \varepsilon_{HbR,\ \lambda_1} \cdot \Delta[HbR]\right) \cdot DPF_{(\lambda_1)} \cdot L$$

$$\Delta OD_{(\Delta t,\ \lambda_2)} = \left(\varepsilon_{HbO,\ \lambda_2} \cdot \Delta[HbO_2] + \varepsilon_{HbR,\ \lambda_2} \cdot \Delta[HbR]\right) \cdot DPF_{(\lambda_2)} \cdot L \tag{2-5}$$

对式（2-5）求解即可得到任意时刻 HbO_2 与 HbR 的浓度变化相对值。

$$\begin{bmatrix} \Delta[HbR] \\ \Delta[HbO_2] \end{bmatrix} = (L)^{-1} \begin{bmatrix} \varepsilon_{HbR,\ \lambda_1}\ \varepsilon_{HbO_2,\ \lambda_1} \\ \varepsilon_{HbR,\ \lambda_2}\ \varepsilon_{HbO_2,\ \lambda_2} \end{bmatrix}^{-1} \begin{bmatrix} \Delta OD_{(\Delta t,\ \lambda_1)}\ /\ DPF_{(\lambda_1)} \\ \Delta OD_{(\Delta t,\ \lambda_2)}\ /\ DPF_{(\lambda_2)} \end{bmatrix} \tag{2-6}$$

其中，ε 和 DPF 的值可以通过参考相关技术文献得到（Duncan et al.，1995；Matcher et al.，1995）。在得到 HbO_2 与 HbR 这两种血红蛋白浓度的相对变化量后，将二者求和就可以得到 HbT 浓度的相对变化量：

$$\Delta HbT = \Delta HbO_2 + \Delta HbR \tag{2-7}$$

第三节　fNIRS的设备组成与技术参数

fNIRS 技术的成熟离不开成像设备的发展和成像参数的优化。本节将首先介绍 fNIRS 系统的各个构成部件，之后将对 fNIRS 技术参数进行比较系统的梳理。

一、fNIRS 系统的基本组成

　　一台 fNIRS 设备的核心器件主要包括光源、检测器及其他控制电路。如图 2-5 所示，光源发出的近红外光子经由光纤传播至受试者头皮表面的发射极。在脑组织中，部分光子被血红蛋白吸收；剩余的光子经散射后返回头皮表面，被接收极接收，经光纤至检测器处对光子数量进行检测。

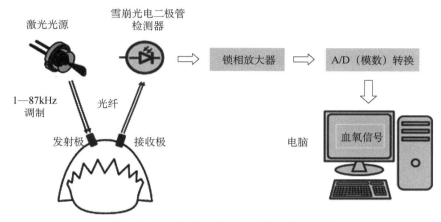

图 2-5　典型的近红外 fNIRS 设备基本组成

（一）光源

　　激光二极管（laser diode，LD）和发光二极管（light-emitting diode，LED）是近红外成像设备中最常用的两种光源。这两种二极管都是基于半导体技术，利用电子–空穴对的辐射复合将电能转换为光能。在光辐射中存在不同类型的辐射过程：一是处于高能态的粒子自发向低能态跃迁，称为自发辐射；二是处于高能态的粒子在外来光的激发下向低能态跃迁，称为受激辐射。LED 基于自发辐射。对于自发辐射而言，即使是两个同时从某一高能态向低能态跃迁的粒子，它们发出光的相位、偏振状态、发射方向也可能不同，因此这类光源为非相干光源。其主要优点包括体积小、价格低廉、波长选择多等。主要缺点为发射带宽较大（25—50nm），容易出现误差。LD 则基于受激辐射。当位于高能态的粒子在外来光子的激发下向低能态跃迁时，会发出在频率、相位、偏振状态等方面与外来光子完全相同的光，因此为相干光源。此类光源的优点是频谱范围集中，带宽小（±1nm）；且相干光源方向性好，因此与光纤的耦合较好，传播过程中光损失小。主要缺点是由于产生受激辐射时需要谐振腔等部件，属于大型光源，不易于微型化且价格昂贵；此外激光光源可选波长有限，受温度影响也较大。在经济及场地条件允许的情况下，激光光源通常具有更好的性能，能获取更高信噪比的信号。但 LED 仍不失为一种选择，尤其是对于便携式或可穿戴式设备而言，往往需要考虑设备体积大小、重量以及耗能等因素，因此常常选择在这些方面具有较大优势的 LED 光源。LED 和 LD 的特性比较见表 2-1

表 2-1　LED 和 LD 特性对比表（Scholkmann et al.，2014）

光源	带宽	大小	可选波长	光纤耦合	费用	安全性
LED	< 35nm	小	很多	可行	低	较高
LD	< 1nm	庞大	有限	简单	高	较低

1. 功率

一般来说，理想光源应采用尽可能大的光功率，以便最大化到达接收极的光子数量。这样一方面可以获得较高的信噪比，另一方面也使得我们可以使用更长的发射-接收极间距对更深的脑组织进行探测。但是，有一些因素限制了功率的大小。例如，当功率过大时，身体组织会发热，这不仅会使测量失准，还会使受试者感到不适，甚至出现危险。此外，当不小心被强光源照射时，受试者及主试的双眼可能会受到不可逆的损伤。因此出于安全考虑，光功率被限制在一定的范围内。功率和安全性之间的权衡在某种程度上限制了 fNIRS 设备的信号强度及其信噪比[①]。

2. 波长

理想光源的频谱应当有一个尽可能尖的峰，即有一个较窄的带宽，因此最好使用具有某离散波长的单色光。在现有的商用 fNIRS 仪器中，均使用两个或多个离散的波长进行测量。我们之前已经提到，使用两种波长同时进行测量可以分离 HbO_2 与 HbR 浓度变化的影响，从而分别得到两者的浓度。而使用三种或更多数量的波长则可以得到其他非主要吸光化合物，如水、细胞色素氧化酶等物质的浓度，或者用来提高对 HbO_2 与 HbR 的测量精度。具体的波长选择是一个优化问题，需要考虑：①波长数量；②想获得浓度的化合物数量和种类；③背景介质模型；④用来解决优化问题的数学方法等变量之间的交互作用。对于选用双波长的情况而言，两个波长应一个大于等吸光点，另一个小于等吸光点（isosbestic point，HbO_2 和 HbR 吸光系数相同的点，波长 800nm，见图 2-3）。当选用三个波长时，第三个波长通常会选择在血红蛋白等吸收点附近。

---

① 现有的商业设备通常都满足了这些安全条例/标准，但研究者仍需在使用设备前确认安全事项。

（二）检测器

检测器的主要作用是通过光电效应把光信号转化为电信号。目前用于商用 fNIRS 设备的检测器有光电二极管（photodiode，PD）、雪崩光电二极管（avalanche photodiode，APD）和光电倍增管（photomultiplier，PMT）（表 2-2）。这三种常用的光电检测器件相比较，PD 不依赖稳定的供应电压或者冷却设施，因此体积较小且价格低廉。其反应速度在 100MHz 左右，不易受磁场和环境光干扰。但是 PD 不具有内部信号放大的能力，因此敏感性稍差，且依赖设计精妙的低噪声放大器。APD 具有中等增益（约 100 倍），同样对外界光和磁场不敏感，但是它的内部增益依赖偏压和温度，因此需要稳定的电源供应、冷却设备或其他复杂的温度矫正设计。PMT 在敏感性上近乎光检测器件的金标准，计数精度可以达到单个光子。PMT 有比 APD 更强的增益（最高可达 10^7）以及类似的高响应速度。PMT 对于供应电压、磁场及外界环境光都非常敏感。因此，它的供应电压必须稳定，而且应注意尽量排除环境光的影响（例如把实验室的灯光调暗，给受试者头上额外罩一层黑色布帽等）。APD 和 PMT 都有额外的增益组件（倍增系统），因此其成本要比 PD 昂贵许多，且通常体积更大。现在的大型商业 fNIRS 设备为了追求更敏感的信号，常采用 APD 和 PMT，而微型/无线/便携设备则多采用 PD。

表 2-2　三种检测器对比

检测器	增益	敏感性	价格	体积	使用环境要求
PD	无	较弱	低廉	小	无
APD	约 100 倍	中等	一般	较大	电压、温度
PMT	10^7	较强	较高	较大	电压、磁场、环境光

（三）探头

光源发出的光需要在发射端射入头皮，在接收端射出头皮返回检测器。将光子引到头皮和接收光子至检测器的过程，可以通过在头皮上直接放置光源和检测器实现，也可以使用光纤进行传导。前者的好处是将光在射入头皮前的损失降到了最小，但是这种做法存在一定的电、热危险。后者使用光纤，因此受试者头上的重量会增加，活动会受到一些限制，而且光会因耦合问题在传播过程中产生损失；但使用光纤也有好处，可以获得更为自由的探头几何排布设计方案。现在多数设备的探头（probe）采用了光纤设计。光源处的探头被称为发射极，检测器处的探头被称为接收极，两者可统称为光极。每一对发射极和接收极之间形成一个测量通道（channel），有时会简称为导联/测量导/导。

（四）控制电路

控制电路负责驱动光源，并从多个测量点多路分解出原始信号。由于每个接收极都可以同时接收到数个光源发来的多个波长的光信号，因此必须有一种恰当的方法对信号进行分离。通过控制不同位置的发射极按照一定顺序发光（时分复用），对光加以不同频率的调制（频分复用），或者加以不同的位序编码（码分复用），这些带有了独特"身份记号"的光信号共享相同的信道进行传播，在到达接收极后可以被相应地恢复成独立的数据。时分复用、频分复用、码分复用统称为多路复用技术。此类技术除了可用来分离来自不同发射极的不同波长的光，还可以避免相邻光源之间的干扰，并排除环境光的影响。在硬件上可以使用锁相放大器来解码源信号（Yamashita et al.，1999），在软件上则可以对信号进行傅里叶变换和适当滤波（Everdell et al.，2005；Franceschini et al.，2003）。由于半导体技术的发展，所有的驱动电路可以集成在一个微小的芯片上，因此设备的体积主要是由光源、检测器和显示模块决定的。

二、fNIRS 成像系统参数

fNIRS 的成像系统参数主要包括成像通道数量、空间分辨率（spatial resolution）和时间分辨率（temporal resolution）。根据这些参数的不同，fNIRS 成像系统可被分为不同的类别，而不同类别的系统也有着各自的优势和劣势。

（一）成像通道数量

早期的 fNIRS 研究使用的设备相对简单，配备的通道数量较少，只能在单个或少数几个位置进行测量。这种只在极少数位置进行测量的方法对光极放置的准确性要求过高。由于刺激诱发的脑活动通常发生在某些特异脑区，这些脑区被称为靶脑区（target brain area）。如果靶脑区的体积较小，研究者通常很难准确地将测量通道放置在靶脑区。此外，刺激诱发脑活动的空间模式也是研究者十分感兴趣的问题，过少的成像通道无法覆盖足够的脑区，也就无法进行脑活动空间模式的研究。在最初的单通道 fNIRS 研究中，研究者就已经提到了在多个不同的脑区同时采集血氧信号的必要性，并证明了多通道采集的研究价值。后期，人们采用各种多路复用技术进一步开发了更多的多通道 fNIRS 设备（图 2-6）。

fNIRS 的主流设备由此从单通道发展为多通道，使得研究者可以使用多个光极在头皮上的多个位置进行测量，并根据结果绘制二维地形图，以得到脑激活模式的空间分布。当通道数足够多时，fNIRS 可以实现全头覆盖成像，解决了多通道成像的问题。近些年来，研究者又开始考虑如何提高 fNIRS 的空间分辨率，并提出了多种高密度的光极放置方式。

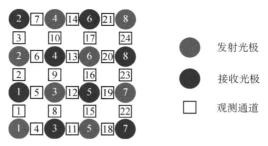

图 2-6　多通道 fNIRS 的光极和通道配置示例

（二）空间分辨率

fNIRS 检测到的光强衰减是发射极-接收极之间光路所经过的所有脑组织共同贡献的结果。然而，我们却无法进一步区分光路上各处脑组织血红蛋白浓度的变化。换句话说，我们无法进一步区分光路上各处脑组织中到底是哪些地方发生了神经活动变化。因此，fNIRS 的空间分辨率与整个通道光路所经过的脑组织的范围相当（厘米级），这是由 fNIRS 的成像原理决定的。

除了空间分辨率外，fNIRS 脑成像还有测量密度和覆盖范围的概念。覆盖范围大体上来说就是近红外光极板所覆盖的范围。那么，一般来讲，对于相同的覆盖范围，测量通道数量越多则测量密度越大。比如在图 2-7（a）展示了较为常见的光极配置方式。而图 2-7（b）与图 2-7（c）则代表了一些增加测量密度的光极配置方法。如图 2-7（b）所示，这种一对多的环形光极组织形式可以在局部布置多个通道，来保证局部区域得到更为精细的观测。而图 2-7（c）通过将两对间距为 3cm 的发射-接收光极组合在一起，形成双倍密度（double-density）排布，从而可以将观测密度提高一倍。但是在光极数量有限的情况下，这种高密度的光极配置方式的覆盖范围通常会远小于常规配置方式的覆盖范围。因此在光极数量有限的情况下，覆盖范围和测量密度是一对矛盾，研究者需要根据自己的研究目的和需求选择合适的光极配置方案，以取得理想的测量密度和覆盖范围。

（三）时间分辨率

不同的设备具有不同的时间分辨率，主要取决于它们解码时采用的复用技术。对于采用频分技术的设备来说，不管有多少个光极，其采样率都可以保持在一个稳定的数值上。而对于采用时分复用的技术来说，由于光极需要按顺序发光，光极的数量越大，全部发射极发射光子所需的时间就越长，采样率就越低。这里需要指出的是，尽管采样率较高，但 fNIRS 观测的血氧信号变化缓慢，过高的采样率并不会对所采集血氧信号的质量带来显著提高。采样率过高也会产生更大的数据量，在硬件和软件算法等方面对数据的存储与分析都提出了更高的要求。根据笔者研究组的实际经验，除特殊目的外，10Hz 的采样率基本能够满足一般的认知神经科学研究的需要。

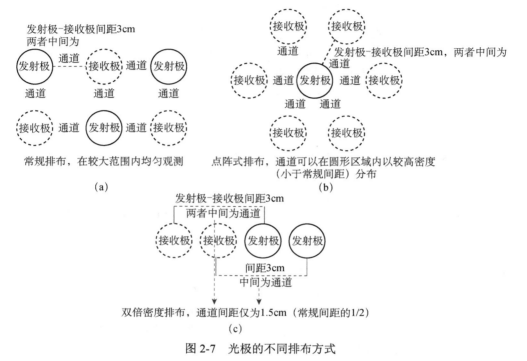

图 2-7　光极的不同排布方式

第四节　扩　展　阅　读

扩展阅读部分将重点介绍其他几种更为复杂的 fNIRS 系统，包括时域成像系统、频域成像系统以及扩散光学层析成像技术。

一、时域与频域成像系统

上面我们以连续波（continue wave，CW）系统为例介绍了 fNIRS 系统的基本原理、设备构成与技术参数。除连续波系统外，还有基于时域（皮秒级的超短脉冲激励）和频域（50MHz—1GHz 的高频正弦波调制）的 fNIRS 系统（参见 Koh，2007）（图 2-8）。

连续波系统中入射光光强恒定，通过测量出射光的光强衰减，仅得到 HbO_2 与 HbR 浓度的相对变化，而无法得到绝对值。要想求解血红蛋白的绝对浓度，除了得到光强衰减值外，还需要知道吸收系数、散射系数以及光子传播的实际路径长度。研究者分别于 1988 年和 1990 年提出了基于时域（皮秒级的超短脉冲激励，time resolved spectroscopy，TRS）和频域（50MHz—1GHz 的高频正弦波调制，frequency domain spectroscopy，FDS）的测量系统（更多发展历史详见 Ferrari & Quaresima，2012）。这两种系统相比 CW 系统可以提供更多的信息。它们都可以求得光在组织中传播的时间函数，其中 TRS 根据光子在组织中的传播时间，FDS 则根据光穿过组织后的相位延迟，结合光子的标准扩散方程可以求得光子的传播路径 PD，并得到吸收系数 μ_a 和散射系数 μ_s。由此可以区分吸收和散射效应，得到血红蛋白的绝对浓度。

   TRS 和 FDS 可以提供更多的信息，但它们的技术更为复杂，设备价格也远比 CW 系统昂贵且信噪比低，因此应用范围较小，绝大部分近红外成像仪器采用 CW 系统。对于个别需要得到 HbO_2 与 HbR 浓度绝对值的情况，FDS 比 TRS 的信噪比更高，采集速度更快，但在散射吸收效应的区分及深度分辨率上略逊于 TRS（Koh，2007）。

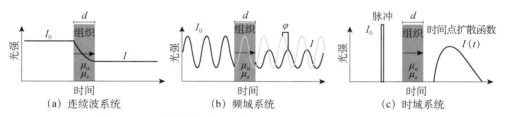

图 2-8　三种系统的原理示意图（Scholkmann et al.，2014）

二、扩散光学层析成像

   上文我们介绍的 fNIRS 技术通过一系列等间隔（通常为 3cm）分布的发射极和接收极进行均匀采样，提供二维的脑功能信息，此类近红外成像技术也称为 OT（optical topography）技术。由于光强衰减来自发射极和接收极之间的区域，而不能进一步区分这一段区域内不同深度/位置的脑组织对光强衰减的贡献，因此 OT 技术的空间分辨率由光极间距决定，且不具有深度信息。DOT 则是一种三维成像方法（Boas et al.，2004）。DOT 技术将成像区域细分成不同的单元。每一对发射极-接收极的光强衰减等同于其通路上经过的各单元光强衰减的总和。我们通过特殊且密集的光极排布方式（形成不同间距的发射极-接收极组合）就可以实现对这些单元的多次采样（overlapping measurement）（图 2-9）。随后，利用三维图像重建算法，可以算出各单元的光强属性并得到该脑区内各个单元的血氧活动。因而，DOT 具有比 OT 更高的空间分辨率，同时也具有深度信息。这些特点使得 DOT 可以更加敏感地得到脑组织的神经活动（可以去除浅层组织的影响）。DOT 技术的图像质量受到重建算法的限制。比如非线性重建算法很大程度上依赖光学参数分布初始估计值，而当初始估计值与脑区实际的光学属性相差过大时，可能无法收敛到正确的参数分布；此外，现有光极数量的限制导致采样数目较少，也可能影响图像重建过程。总而言之，DOT 技术尽管具有一定的更高空间分辨率，但对光极数目要求较高，对光极排布的方式也非常讲究，同时需要复杂的图像重建算法，因此在实际应用中应用较少。更加具体的内容可以参考文献（Eggebrecht et al.，2014）。

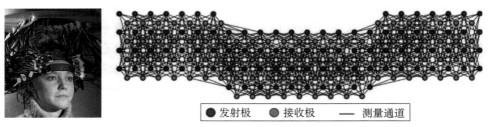

● 发射极　● 接收极　—— 测量通道

图 2-9　DOT 光极佩戴图及光极导联排布示意图（Eggebrecht et al.，2014）（见彩图 2-9）

参 考 文 献

Beer，A.（1852）. Determination of the absorption of red light in colored liquids. *Annalen der Physik und Chemie*，*86*（5），78-88.

Boas，D. A.，Dale，A. M.，& Franceschini，M. A.（2004）. Diffuse optical imaging of brain activation：approaches to optimizing image sensitivity，resolution，and accuracy. *Neuroimage*，*23*，S275-S288.

Bouguer，P.（1729）. *Essai doptique sur la gradation de la lumière*. chez Claude Jombert，ruë S. Jacques，au coin de la ruë des Mathurins，à lImage Notre-Dame.

Dale，A. M.（1999）. Optimal experimental design for event-related fMRI. *Human Brain Mapping*，*8*（2-3），109-114.

Delpy，D. T.，Cope，M.，van der Zee，P.，Arridge，S.，Wray，S.，& Wyatt，J. S.（1988）. Estimation of optical pathlength through tissue from direct time of flight measurement. *Physics in Medicine & Biology*，*33*（12），1433.

Duncan，A.，Meek，J. H.，Clemence，M.，Elwell，C. E.，Tyszczuk，L.，Cope，M.，& Delpy，D.（1995）. Optical pathlength measurements on adult head，calf and forearm and the head of the newborn infant using phase resolved optical spectroscopy. *Physics in Medicine & Biology*，*40*（2），295.

Eggebrecht，A. T.，Ferradal，S. L.，Robichaux-Viehoever，A.，Hassanpour，M. S.，Dehghani，H.，Snyder，A. Z.，et al.（2014）. Mapping distributed brain function and networks with diffuse optical tomography. *Nature Photonics*, 8（6）, 448-454.

Everdell, N. L., Gibson, A. P., Tullis, I. D. C., Vaithianathan, T., Hebden, J. C., & Delpy, D. T.（2005）. A frequency multiplexed near-infrared topography system for imaging functional activation in the brain. *Review of Scientific Instruments*, 76（9）, 093705.

Ferrari, M., & Quaresima, V.（2012）. A brief review on the history of human functional near-infrared spectroscopy（fNIRS）development and fields of application. *Neuroimage*, 63（2）, 921-935.

Franceschini, M. A., Fantini, S., Thompson, J. H., Culver, J. P., & Boas, D. A.（2003）. Hemodynamic evoked response of the sensorimotor cortex measured noninvasively with near - infrared optical imaging. *Psychophysiology*, 40（4）, 548-560.

Friston, K. J., Fletcher, P., Josephs, O., Holmes, A. N. D. R. E. W., Rugg, M. D., & Turner, R.（1998）. Event-related fMRI: Characterizing differential responses. *Neuroimage*, 7（1）, 30-40.

Giacometti, P., & Diamond, S. G.（2013）. Diffuse optical tomography for brain imaging: Continuous wave instrumentation and linear analysis methods. In Madsen, S.J., *Optical Methods and Instrumentation in Brain Imaging and Therapy* （pp. 57-85）. New York: Springer.

Huppert, T. J., Diamond, S. G., Franceschini, M. A., & Boas, D. A.（2009）. HomER: a review of time-series analysis methods for near-infrared spectroscopy of the brain. *Applied optics*, 48（10）, D280-D298.

Kamran, M. A., Jeong, M. Y., & Mannan, M.（2015）. Optimal hemodynamic response model for functional near-infrared spectroscopy. *Frontiers in Behavioral Neuroscience*, 9, 151.

Koh, P. H.（2007）. *Methodology of Optical Topography Measurements for Functional Brain Imaging and the Development and Implementation of Functional Optical Signal Analysis Software*（Doctoral dissertation, University of London）.

Lambert, J. H.（1760）. *Photometria sive de mensura et gradibus luminis, colorum et umbrae.* Klett.

Matcher, S. J., Kirkpatrick, P. J., Nahid, K., Cope, M., & Delpy, D. T.（1995）. Absolute quantification methods in tissue near-infrared spectroscopy. *Optical Tomography, Photon Migration, and Spectroscopy of Tissue and Model Media: Theory, Human Studies, and Instrumentation*, 2389, 486-495.

Scholkmann, F., Kleiser, S., Metz, A. J., Zimmermann, R., Pavia, J. M., Wolf, U., & Wolf, M.（2014）. A review on continuous wave functional near-infrared spectroscopy and imaging instrumentation and methodology. *Neuroimage*, 85, 6-27.

Yamashita, Y., Maki, A., & Koizumi, H.（1999）. Measurement system for noninvasive dynamic optical topography. *Journal of Biomedical Optics*, 4（4）, 414-418.

fNIRS 实验设计与数据采集

fNIRS 脑成像研究一般可分为以下几个环节：确定研究关心的科学问题；结合文献调研和研究者的研究基础，提出可检验的研究假设；围绕研究假设进一步开展实验设计，实施实验并采集 fNIRS 数据；通过数据分析和统计检验所提出的假设，最终对科学问题做出回答。fNIRS 实验设计的内容主要包括因变量的确定、自变量的定义与操纵、实验刺激的呈现方式、混淆因素的控制以及受试者的抽样与分配等。下面我们就上述几个方面展开介绍。

第一节　fNIRS 研究的因变量

在认知心理学领域，行为实验主要采用刺激-响应的研究模式：通过操纵自变量（independent variable）（通常为不同的刺激）引起因变量的变化，进而对自变量与因变量的关系进行研究。其中因变量（dependent variable）通常为受试者对刺激的行为响应，认知行为研究中常见的因变量包括完成任务的反应时、正确率等。与此类似，脑功能成像实验通过操纵认知变量诱发受试者的神经响应作为因变量。在 EEG、MEG 研究中，因变量通常为诱发出的神经电活动；而在 fMRI 和 fNIRS 研究中，因变量为神经活动引起的局部血液动力学响应。具体到 fNIRS 脑成像实验中，自变量的操纵方式通常为向受试者呈现不同的刺激（例如不同颜色刺激），或者引导受试者产生不同行为（例如左手或右手的运动）。此时记录血液动力学响应的变化作为因变量，从而建立两者之间的因果关系，为探索相关认知功能的神经基础提供证据。值得注意的是，随着脑功能整合研究思路的普及，与脑功能整合相关的指标，比如区间的功能连接[①]

---

① 功能连接的操作性定义为两个脑区信号在时间上存在相关。

（functional connectivity）强度，以及脑网络①（brain network）拓扑属性指标（度分布、聚类系数、全局效率）等更为复杂的神经指标也逐渐受到 fNIRS 研究者的关注（Duan et al.，2012；Lu et al.，2010）。

第二节　fNIRS 自变量的定义与操纵

自变量是实验者可以操纵的、能引起受试者 fNIRS 信号变化的因素。自变量的不同取值也被称作不同水平或者不同条件。当实验中的自变量比较抽象或者模糊（如疲劳程度、创造力、焦虑水平等）时，我们需要通过操作化定义（operational definition）将其转换成具体、可量化、易于观测的指标。操作化定义使得自变量的含义更加清晰明确，同时也指出了自变量的操纵方法。例如，受试者对任务的参与程度原本是一个比较抽象的指标，但如果我们发现受试者对任务的参与程度与其完成任务后获得的报酬数量有关（如任务中可能获得报酬的数量越多，受试者对任务的投入程度越高），就可以把受试者对任务的参与程度定义为其可能获得的报酬数量，通过设置不同等级的报酬来实现对受试者参与程度这个变量的操纵。在清晰地定义了自变量后，研究者根据研究目的操纵自变量产生不同的水平，进而产生研究所需要的多种实验条件。

自变量可以从不同的角度划分为不同类型。根据自变量的数据类型可以分为类别变量（如性别可分为男女两类）和连续变量（如学习成绩可以是 0—100 的任意取值）；根据自变量的来源可以划分为作业/任务变量（如不同类型的刺激材料）、环境变量（如温度、亮度以及噪声水平等）以及与个体特征有关的受试者变量；根据自变量的可操作性可分为两类，即作业/任务变量以及环境变量，作业变量一般是实验者可以主动操纵加以改变的，环境变量则主要采取恒定法进行控制；受试者变量中有些是可以间接操控的个体特征（如情绪状态、疲劳程度等），有些则不能人为操纵（如年龄、性别、种族等人口学因素以及人格、能力等个体特质变量），对于后者，我们只能通过将这些个体划分为不同组（如男性组与女性组），进而寻找不同组之间在因变量上的差异，来回答相关研究问题。当然，有些实验设计既包含可直接或间接操纵的自变量，也包含不可操纵的自变量。

需要注意的是，通过实验研究仅可以建立可操纵的自变量与因变量之间的因

---

① 如今的脑科学认为人类的脑功能实现依靠脑网络。分散在不同空间位置上的脑区通过功能或结构的连接构成脑网络。

果关系，然而对于不可操纵的自变量，则不能建立明确的因果关系。比如，即便我们发现男女之间的工作记忆任务相关脑区的激活强度不同，也不能简单地将脑活动的差异归因于性别因素。

一、单因素设计与减法法则

即使没有实验任务，大脑也在一直不停地活动。在脑成像领域，我们称大脑不参与实验任务的状态为基线条件（baseline condition）；我们所关心的、通过操纵自变量形成的条件称为实验条件（experimental condition）。如果我们以这个天然存在的基线状态为对照条件（control condition），通过比较各种实验条件与基线条件就可以计算出每种实验条件下的神经响应指标。有时为了更好地控制混淆因素，也可以采取其他条件作为对照条件，更好地分离出感兴趣的实验效应。

通过比较来分离试验效应的做法，来源于传统心理学反应时研究中的减法法则（cognitive subtraction）。早在 20 世纪，唐德斯等就提出，如果一个认知过程可以被分解为多个不同的独立过程，那么整个过程的反应时也可以相应地被分解（Donders，1968）。在应用时，该法则要求我们安排两种不同的任务。其中一种任务包含另一种任务所没有的某个特定认知过程（即实验关注的认知成分）。通过比较两种任务在反应时上的差异，我们就可以得出该认知过程加工所需的反应时。

该法则现已成为认知心理学研究方法中一个基础性概念，在脑成像研究中也被广泛使用。例如，在研究哪些脑区参与了语义加工这一问题时，Petersen 等（1988）使用 PET 技术分别记录了受试者在被动阅读真词（如"cake"）和被动观看假词（符合英语拼写规则但没有意义的人造词）时的脑活动，发现左侧前额叶在阅读真词条件时激活，而在观看假词任务中没有激活。由于相比阅读假词，真词阅读还涉及语义加工，Petersen 等由此推断左侧前额叶与语义加工之间存在联系。之所以能做出上述推断，是由于 Petersen 等认为阅读假词所涉及的认知成分是两种任务所共有的（如视觉处理、文字加工），而阅读真词还需要其他认知成分的参与（如语义加工过程）。在比较过程中，相同认知成分所涉及的脑区将被"减去"，那么结果中将只呈现单词语义加工这一过程涉及的脑区。作为一种基础的实验法则，减法法则在 fNIRS 脑成像研究中也很常见。例如，Shimada 等（2004）充分利用 fNIRS 技术对运动容忍度较高的优势，探索了伸手够物任务（reaching task）中视觉反馈信息的影响，进而研究了视觉运动再协调涉及的相关脑区。手部运动的视觉反馈对准确取物非常重要。如果视觉反馈发生延迟，那么大脑就要对不匹配视觉信息和运动信息重新进行协调，此时发生的认知活动称为视觉运动再协调（visuomotor recalibration process）。Shimada 等（2004）选择了无延迟的伸手够物任务和有 200ms 视觉反馈延迟的伸手够物任务，并利用 fNIRS 记录了受试者在两种条件下的背侧前额叶活动，比较后发现，在有延迟的条件下前额叶血红蛋白浓度显著降低，提示了背侧前额叶可能在视觉运动再协调中有一定的作用。

　　需要注意的是，为避免干扰因素的不利影响，使用减法法则需要满足"纯粹嵌入"（pure insertion）假设。该假设要求实验条件相比于对照条件多出来的认知成分不会影响对照条件中已有的认知加工过程，即两者相互独立。然而，这一假设并不总是成立。有时插入的认知成分与对照条件本身可能产生交互作用（interaction）。此时做减法得到的激活结果可能并非仅仅来自所插入的成分。以上面的研究为例，如果没有证据证明"视觉运动再协调"过程不会影响伸手够物任务中其他的认知成分（如视觉信息和体感位置信息的获取与加工等），那么断言前额叶与视觉运动再协调有关就可能存在问题。

二、共性法则与因素设计

　　通过前面的讲解我们已经了解，违背纯粹嵌入的前提条件会影响实验结论的有效性。要想降低这种风险，可以采用共性法则（cognitive conjunction）。共性法则采用多个不同的减法实验，求得不同减法结果的共性部分，从而提高脑区与所研究认知成分关联的可能性。一般共性法则要求研究者设计多个应用减法法则的实验，而每个实验中均插入了我们感兴趣的认知成分。尽管每个减法实验中的感兴趣成分与其他认知成分可能存在一定的交互作用，但每个减法实验中的交互作用方式不同。此时把所有减法结果的共性部分取出作为最终结果（比如做交集），那么感兴趣的认知成分与最终结果脑区有关的可能性就会大大提高。这里我们可以设想一下如何利用共性法则来改进前面的视觉运动再协调研究。首先我们要确定两个满足条件的减法：①200ms 延迟的伸手够物任务 vs. 无延迟的伸手够物任务；②200ms 延迟的运动物体跟踪任务 vs. 无延迟的物体跟踪任务（用摇杆控制鼠标跟踪屏幕上的某个点的运动）（Foulkes & Miall，2000）。这是两个不同类型的任务（伸手够物任务和物体跟踪任务），但二者都包含延迟视觉反馈及其对应的视觉运动再协调过程。若在物体跟踪任务的减法中也得到类似的背侧前额叶激活情况，我们就更有把握判断背侧前额叶与视觉运动再协调的关系。

　　很多实验会同时操纵多个自变量（因素），而且每个因素会设置多个水平。这种设计被称为因素设计（factorial design）。回到前面改进的视觉运动再协调实验上。这个假想的实验可以被视为一个双因素 2×2 设计 [图 3-1（a）]。因素一为任务类型（伸手够物 vs.物体跟踪），因素二为视觉反馈延迟时长（+200ms vs. 0ms），共形成四种实验条件 [图 3-1（b）]。下面我们从因素设计的角度重新看待该实验中的减法法则和共性法则。减法法则的 A—B 对应了伸手够物任务下由视觉反馈延迟引起的简单效应，即伸手够物任务下的有延迟 vs.无延迟的显著差异脑区；类似的，C—D 对应了物体跟踪任务下由反馈延迟引起的简单效应，即物体跟踪任务下的有延迟 vs.无延迟的显著差异脑区。共性法则对应了两个减法法则结果的交集部分，此时的激活结果更加特异于视觉运动再协调这个认知过程。

2×2设计		自变量1	
		自变量1：水平1	自变量1：水平2
自变量2	自变量2：水平1	因变量	因变量
	自变量2：水平2	因变量	因变量

（a）双因素因子设计一般形式

2×2设计		视觉反馈延迟时间	
		+200ms延迟	0ms
实验任务	伸手够物	A	B
	运动跟踪	C	D

（b）双因素因子设计实例

图 3-1　因素设计示意图

除了考察这两个简单效应的共性脑区之外，我们还可以利用因素设计直接考察这两个简单效应是否存在差异。即检验两个因素（任务类型与视觉反馈延迟时间）之间是否存在交互作用（交互作用指一个因素各个水平之间反应量的差异随其他因素的不同水平而发生变化的现象，它的存在说明同时研究的若干因素的效应非独立）。如果（A—B）与（C—D）之间存在显著差异脑区，则说明视觉运动再协调环节的插入并不纯粹。假设我们实验结果如图 3-2 所示，其中 X 代表在伸手够物任务中加入反馈延迟后受影响的脑区；而 Y 则代表在物体跟踪任务中加入视觉反馈延迟后受影响的脑区。可以看到 X 与 Y 在重合区域之外还存在显著差异脑区，这代表视觉反馈的效应在不同任务条件下是不同的，即视觉反馈存在与否与实验任务这个因素存在交互作用。这样的结果提示我们，仅用单个减法实验来分离视觉运动再次协调相关的脑区是存在风险的，基于此种方法得出的结果可能混杂了交互效应。

最后需要指出，一个因素设计 fNIRS 实验不要设置过多的因素。当包含的因素超过三个，研究需要的受试者数量和数据采集量就会大幅增加，且过于复杂的数据结构会使得数据分析的过程和结果变得很复杂，导致结果解释的困难。

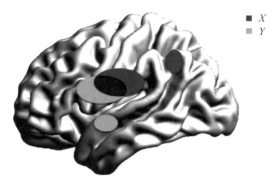

图 3-2 假设的实验结果示意图

三、参数设计

在前面反馈延迟的例子中，如果研究者想更全面地研究延迟时长与脑活动的关系，则可以使用参数设计（parametric design）。参数设计与因子设计的主要区别是参数设计将感兴趣的变量视作连续变量，而不是类别变量。在使用参数设计时，人们关心的是某个自变量与神经响应之间关联的具体模式（比如线性和倒 U 形关系），而不仅仅是某两个特定条件下神经响应是否存在差别。在参数设计中，研究人员可以将自变量划分为多个不同水平，在每一个水平上都观察并记录因变量的值，然后通过计算来确定两个变量之间的关系（图 3-3）。通过对自变量在多个水平上进行操控，参数设计可以更加精细、全面地刻画自变量与因变量的关系。例如，假设某个自变量和某脑区血氧浓度变化之间的实际关系近似于二次函数曲线［图 3-3（a）］，如果此时我们只选取两种条件（自变量较高和较低的水平）进行比较就可能不会发现两种条件之间的差别，从而会得到这一自变量的变化不影响该脑区神经活动的错误结论。此时如果采用参数设计在多个不同水平上同时取值，我们就可以全面刻画出随着自变量变化，脑活动先升高再降低的过程。

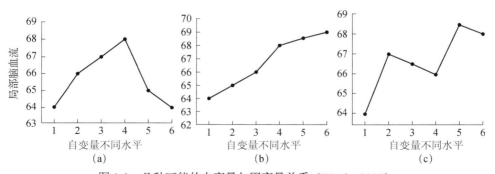

图 3-3 几种可能的自变量与因变量关系（Ward，2015）

第三节　fNIRS 实验刺激呈现

在自变量及其水平确定后，还需要考虑如何在时间上合理排布各种实验条件以及同种实验条件的不同试次的呈现方式，以便更好地唤起感兴趣的神经响应。与实验刺激的呈现有关的变量包括刺激排序、刺激的时间间隔等。fNIRS 实验刺激呈现方式主要包括组块设计（blocked design）和事件相关设计（event-related design，ER 设计）两大基本类型。组块设计中，同一实验条件的刺激聚集在一起，以组块的形式整体呈现；事件相关设计则按随机顺序逐个呈现不同实验条件的刺激。

选择组块设计还是事件相关设计是进行 fNIRS 实验设计的一个重要问题。首先要考虑的是实验任务的特点。有些实验更适合组块设计，有些更适合事件相关设计，也有些实验两种设计都可以。组块设计中，同一实验条件的刺激聚集在一起，由于大脑反复加工同种类型刺激，神经活动的响应不断累积并达到一种稳定状态。因此，组块设计的脑成像实验结果更多地反映了一个组块内神经响应经过累积后达到的稳定状态（steady state），不同组块之间的转换就代表着自变量水平（实验条件）的改变。例如在持续性注意或者情绪状态的相关研究中，研究者需要设计较长时间使受试者有充足的时间进入或者脱离某种状态，此时组块设计最为合理。此外，实验任务在不同条件间切换将会带来额外的认知负担时（如 n-back 任务），也适宜采用组块设计。

而事件相关设计更适合探究大脑对不同类事件的神经响应模式，比如 Oddball、Go/NoGo 等范式。这类范式如果采用组块设计会导致受试者产生预期或习惯化，此时无法再捕捉到想要观测的注意/抑制效应，因而只能采用事件相关设计将不同类刺激按设定好的顺序（如伪随机顺序）相继呈现。此外，当事件的类别需要根据行为数据进行事后划分时（比如研究需要根据受试者的实际反应结果，事后分类出正确和错误回忆的试次时），也只能采用事件相关设计。另外，当同种实验条件的刺激连续出现会引起练习效应时，研究者会倾向采用事件相关设计，此时可将不同实验条件的刺激穿插在一起，避免练习效应对实验结论的混淆。

在两种设计都适用的情况下，我们需要进一步考虑实验研究侧重利用检测能力（detection）还是估计能力（estimation）。fNIRS 研究的检测能力是指能够检测出特定脑区对不同实验条件的神经响应间是否存在显著差别的能力（即激活检测能力）；而估计能力是实验是否能够估计出每种实验条件下血液动力学响应过程及其动态特性的能力。组块设计与事件相关设计都可以用于激活区检测。相比于事件相关设计（采用的单个刺激呈现方式），组块设计将多个同类型刺激连在一起，可以累积诱发更强的血氧响应，因此能更好地检测出不同实验条件组块间是否存在差异。但从另一方面讲，也正因为将多个同类型刺激连在一起，组块设计无法分离出单个刺激所引起的血液动力学响应动态过程，从而无法解决估计血液动力学响应动态特性的问题。总而言之，组块设计的检测能力强，估计能力弱；事件相关设计的检测能力弱，估计能力强。研究人员需根据具体的实验目的进行选择。

一、组块设计的组块时长

组块设计数据分析的基本思路就是通过比较不同类型组块的累积血氧响应幅值来确定相关的激活脑区。较简单的组块设计包括任务组块和基线组块。比如，在视觉实验的任务组块中，受试者逐一观看多个实验刺激（如视觉刺激）并做出反应；在基线组块中，受试者观看多个无关刺激（如十字叉）并保持静息。两者比较可以得到与加工视觉刺激相关的累积血氧响应幅值。更复杂的组块设计则会包括多个不同条件的任务组块，且通常组块设计会采用一定的随机方法，以便平衡不同任务条件组块的顺序效应。

组块设计的关键参数是组块时长。fNIRS 组块设计能否检测到脑激活与组块时长密切相关。首先，更长的组块时长往往伴随着更大的累积血氧响应幅值，不同实验条件间的血氧响应差别也会越大，对于激活检测越有利。由于 fMRI 与 fNIRS 的相似性，这里我们借助 fMRI 经典教材中（Scott，1973）的图来讲解不同的组块时长对累积血氧响应幅值的影响。图 3-4 模拟了在保持任务组块与基线组块时长一致的情况下，累积血氧响应幅值随组块时长变化的情况。组块时长较长（40s）时，任务组块阶段出现了较大累积血氧响应（幅值约为 12 个单位），随后在基线组块阶段逐渐恢复到基线高度（幅值在 0 左右），形成了一个较大的任务与基线间的差异（幅值差异约为 12）。当组块时长缩小到 20 秒时，条件间的信号差异仍然保持在 12 左右。当组块时长缩小到 8 秒时，任务组块虽然能诱发较大的响应，但此时在基线阶段却没有足够的时间使血氧水平恢复到基线水平（仅能恢复到 1 左右，即基线阶段的整体幅值上升），这就使得条件间的幅度差异减小。在组块时长缩短到 2 秒时，不仅基线阶段难以恢复，任务阶段的血氧响应也由于刺激呈现时间过短而明显减弱，无法累积到足够的响应幅值。此时幅度差异衰减至 0.5 左右，远远小于长组块（20—40s）的条件间幅值差异，因此大大减弱了该实验设计的检测能力。若我们继续缩短组块时长，那么任务组块与基线

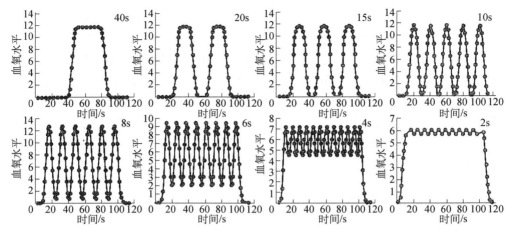

图 3-4　不同组块时长的血氧响应情况对比（Scott，1973）

组块之间的信号差异将基本消失。总结起来，为了确保组块设计的检测能力，组块的时长应确保血氧响应能升高到最大值，休息组块的时长足够血氧水平降低到基线水平。

另外，如果组块时长过长也可能带来一些问题。由于 fNIRS 设备本身会带来低频噪声，组块时长的增加会导致任务相关的 fNIRS 信号的频率降低。当组块时长达到一定范围时，任务相关的 fNIRS 信号可能会与 fNIRS 的低频噪声发生混淆，造成激活区检测的任务特异性降低。因此，组块的时长既不能过大也不能过小。考虑最大程度上检测到不同条件血氧响应的差别，可将组块时长设置在 10—30s 为宜。但具体到每个不同的实验，组块时长的确定还需要参照已有的 fNIRS 与 fMRI 脑成像研究设计，并通过预实验的数据分析结果确定。

二、事件相关设计的刺激间隔

不同事件之间的间隔（interstimulus interval，ISI）是事件相关设计最重要的参数。根据不同的研究目的，刺激间隔为 2—20s。根据 ISI 的长度不同，事件相关设计可分为慢速事件相关设计和快速事件相关设计。另外，有时为了避免预期效应，ISI 长度也会加入随机波动（jitter），根据 ISI 长度是否随机波动，也可分为固定间隔设计和随机间隔设计。

慢速事件相关设计的特点就是刺激呈现的时间间隔相对较长，通常在 12s 及以上。单次刺激所诱发的血氧信号响应的时间大概维持在 8—12s（Kruggel &

Von Cramon，2015），因此慢速事件相关设计基本可以保证血氧信号在刺激间隔的时间段内恢复到基线，前后两个刺激所诱发的血氧信号之间不会出现混叠。因此采用这种实验设计的研究在数据分析过程中可采用类似脑电技术中 ERP 分析方法进行叠加平均，就可以得到不同条件的刺激下的血氧响应曲线。如 Schroeter 等（2004）为了比较儿童与成年人在处理干扰信息能力上的差异，利用 fNIRS 记录了两组受试者完成 Stroop 任务时的脑活动。例如两组受试者在 8 分钟内完成了 30 个试次，其中，中性（neutral）、冲突（incongruent）、一致（congruent）试次各出现 10 个，而且不同类型试次以随机顺序呈现。每个刺激最长呈现时间为 4s，ISI 为 12s（图 3-5）。ISI 的时长设置保证了不同条件刺激的血氧信号不会在时间上发生混叠。

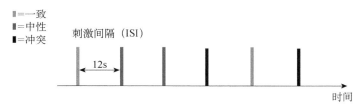

图 3-5　Schroeter 等的实验刺激呈现时间序列示意图

利用 ER 设计的估计能力，研究者通过叠加平均的数据分析方法勾勒出儿童与成年受试者在中性和冲突条件中完整的前额叶血氧响应曲线。通过分析血氧响应的时间进程（潜伏期）和变化幅度（峰值）的差异，该研究发现两组受试者的前额叶功能存在显著差异（图 3-6），一定程度上解释了两组受试者 Stroop 任务表现的差异。相比组块设计，在事件相关设计中我们不仅能知道受试者在血氧响应上是否存在差异，还可以揭示这种差异发生的具体时间进程（例如，图中显示儿童加工不同条件的血氧信号差异主要表现在 5—10 秒，而在成年组的结果中，这种差异出现得更早）。

然而在相同实验时间长度内，慢速设计能完成的试次数较少。在某些情况下（如受试者能参加实验的时长有限）试次数可能过少，既不利于激活区检测，也不利于血氧响应曲线的估计。与慢速事件相关设计对应的是快速事件相关设计，后者的刺激间隔时间相对较短（如 2—3s），提高了单位时间内的试次数量，因而提高了实验效率。如 Heilbronner 和 Münte（2013）为了对比青年人与老年人反应抑制能力，利用 fNIRS 记录了老年与青年受试者在 Go/NoGo 任务中的脑活动。实验采用快速事件相关设计完成了大量的试次，共呈现了 1083 个刺激，其中"＋"刺激需按键反应，"×"需控制反应，刺激间隔时间在 1—2.5s 的范围内随机波动（图 3-7）。研究者事后根据每个受试者的行为将 fNIRS 数据分类了成功抑制 NoGo 反应和正确击中 Go 刺激两种条件。通过比较两种条件，在青年组和老年组受试者中分别定位出了反应抑制相关的激活脑区，比较了两组受试者反应抑制脑区的差异，探索了年龄与反应抑制功能的关系。

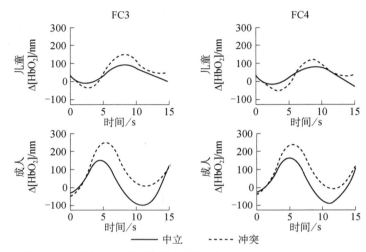

图 3-6　儿童与成年受试者的结果比较（Schroeter et al.，2004）

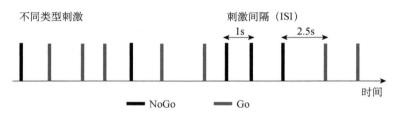

图 3-7　Heilbronner 和 Münte 的实验刺激呈现时间序列示意图

第四节　混淆因素的控制

在一个实验中，除了自变量以外，还会存在其他因素能够引起因变量改变。当这些混淆因素（confounding variable）与自变量共同对因变量产生影响时，因变量的改变则不能完全归因于自变量的改变。比如在比较痴呆患者和正常对照来寻找相关疾病对脑记忆网络的影响的研究中，如果研究者不控制其他因素（例如受试者智商和受教育程度）在两组间的差异，那么即便研究结果发现了脑记忆网络存在显著组间差异，我们也不能将记忆网络的组间差异简单地归因为疾病的影响。这是因为受试者智商和受教育程度等因素在组间可能存在差异，而这种差异也有可能导致脑记忆网络的不同。同样以上述研究为例，假设操作技术熟练程度不同的两个主试分别完成了患者组和正常对照组的 fNIRS 实验过程，则操作技术熟练程度的差异可能导致两组数据质量的差异，那么两个主试的操作技术熟练程度就和疾病这个因素出现了共变。此时由于主试技术熟练程度这个混淆因素的存在，我们也不能将组间差异简单归因为疾病的影响。只有排除这些混淆因素的影响，才能确定自变量与因变量之间存在纯净的因果联系。

混淆因素（也称干扰变量、无关变量、额外变量或控制变量等）形式多样、来源广泛，可能出现在实验设计的任何一个环节，比如年龄、性别、动机、对 fNIRS 探头重量与接触点压力的耐受度等受试者相关因素；刺激的物理属性与呈现方式等刺激相关因素；fNIRS 实验室的环境光、温度等实验环境相关因素；指导语表达准确性、主试态度、fNIRS 设备操作熟练程度等主试相关因素；发育、病程、练习、疲劳等时间相关因素。研究者通常根据混淆因素的特点，选择合适的方法来消除混淆因素与自变量之间可能发生的共变关系，从而达到控制混淆因素的目的。控制混淆因素的方法主要包括消除法、恒定法、平衡法以及统计控制法等。

我们按照对混淆因素控制的严格程度由高到低的顺序介绍各种方法。①消除法：此方法是控制程度最严格的方式，其目的是避免混淆因素的出现。例如有些 fNIRS 设备对环境光比较敏感。因此在做实验时，建议拉上窗帘并保持室内暗照明条件，以消除环境光的不利影响。在无法完全排除干扰因素的情况下，我们可以采用恒定法。②恒定法：指在实验过程中，保持混淆因素恒定不变的方法。比如全部实验由同一主试完成，可避免不同主试 fNIRS 设备操作熟练程度差异带来的干扰。③平衡法：在混淆因素既无法排除，也难以恒定时，可以采用平衡法（主要包括匹配法和随机法）保证混淆因素对各种实验条件的影响大体相当。匹配法是使实验组与控制组的受试者属性、特质等方面相等的一种常用方法。例如，实验中我们常会将实验组与控制组在年龄、性别、智力、人格特质、对实验任务的熟悉程度等方面进行匹配，确保两组受试者在这些变量上尽量同质，从而确保这些混淆因素与自变量之间不发生共变。随机法：指将受试者或者实验刺激等随机分配的一种方法。从理论上讲，当我们从总体中随机抽样时，总体中每一个成员被抽到的机会应是均等的，将其随机分配到各个实验条件中的机会也是均等的。这样可避免受试者相关的混淆因素（如性别、年龄等）与自变量发生共变的可能。在被试内实验设计中，同一个受试者需参加所有的实验条件，但实验条件排列的顺序不同，可能会对受试者的反应产生影响，也就是所谓的顺序效应。此时便可对每个受试者的实验条件顺序的安排采用随机法，从而实现对顺序效应的控制。④统计控制法：如果某个混淆因素影响很大，但又无法用前面的几种方法事先控制时，可以采用统计控制法进行事后控制。具体而言，在实验过程中记录该混淆因素并在实验数据分析时将其影响分离出来。例如研究者可以通过短间隔测量通道将 fNIRS 浅层噪声记录下来，并采用回归分析的方法，将其从 fNIRS 数据中去除掉，这样就可以避免浅层生理噪声可能引起的"假激活"。

总而言之，我们应该根据实际情况，对不同混淆因素采用合适的方法进行控制。一个值得推荐的办法是在正式实验开始之前进行预实验，在预实验中及时地发现重要的混淆因素，并对实验设计方案进行相应的调整，从而最大限度地控制这些混淆因素。值得注意的是，对混淆因素控制越严格，实验结论的内部效度就越高，但同时实验结论的推广性（外部效度）也越差。

第五节　受试者的抽样与分配

受试者样本指的是在 fNIRS 实验中被观测的实验对象，是被从总体中抽取出来的实际参加实验的人[①]。受试者样本决定了研究结论的适用范围。例如，如果受试者群体为包含不同性别、各地区、各年龄的中国正常成年人，那么研究的结论就适于所有这些中国正常成年群体，是否能推广至儿童、老年、病人及外国人还需要进一步论证。在对受试者进行抽样时，为了保证研究的结论具有可推广性，我们通常力图在较大的范围内进行随机抽样，以便样本具有很好的代表性。但目前在高校的研究中，出于实验方便的考虑，抽样群体大多局限在大学生群体，而且招募自愿参加受试者的方式也容易抽样到那些更有参与意愿的"专职受试者"。这种非随机的方便抽样可能导致研究结论无法在更广的群体中推广，因此在进行受试者抽样时要注意平衡抽样难度与外部效度，尽量抽取到能代表总体的样本。

受试者抽样完成后，需要将受试者合理分配到自变量不同的水平中去。对一个受试者，可以有两种方式将其分配到一个自变量的不同水平中去。一是将该受试者仅分配到这个自变量的某一个水平上，此时称在这个自变量上采用了被试间设计（between-subject design），这个自变量也相应地称为被试间变量（between-subject factor）；二是让该受试者参与某个自变量的所有水平，此时我们在这个自变量上采用了被试内设计（within-subject design），这个自变量也相应地称为

---

① 受试者在研究中常常也被称为被试，但出于礼貌的目的，本书中统称为受试者。

被试内变量（within-subject factor）。如果一个研究在每一个自变量上都采用了被试间设计，那么这个研究就是被试间设计。与之对应，如果一个研究在每一个自变量上都采用了被试内设计，那么这个研究就是被试内设计。如果一个研究仅对一部分自变量采用被试间设计而对另一部分采用被试内设计时，则该研究是被试间与被试内的混合设计。混合设计最为灵活，因此在实际中应用最为广泛。

被试间设计的优点是消除了自变量不同水平间可能存在的相互"污染"。这一点对一些实验至关重要。假设在对比两种不同训练方法的研究中，同一个受试者先后参加了两种训练。前一种训练对受试者行为产生了明显的改变，而这种改变（前一个训练的效应）可能会延续到后一个训练过程，那么前一个水平的效应就污染了后一个水平的效应。此时后一个训练产生的行为改变（即后一个训练的效应）很难完全归因于后一个训练。当这种明显的延续效应的混淆作用很难控制时，通常只能对这个自变量采用被试间变量设计来解决。但被试间设计也带来了个体差异混淆实验效应的潜在风险，因此需要配合使用随机法或者匹配法来控制自变量不同水平间可能出现的系统性的受试者之间的差异。被试内设计则恰好相反，其优点是不存在受试者个体差异对实验效应的混淆。因此，被试内设计会比被试间设计更加灵敏，即更容易检测出实验效应。这对信噪比较低的 fNIRS 研究而言较为重要。但是自变量不同水平间却可能出现相互"污染"，因而需要配合使用平衡法来控制实验顺序效应等。在一个研究中，到底哪些自变量要设计成被试内变量、哪些要设计成被试间变量是关键问题。首先这取决于自变量的属性，当自变量为受试者机体变量时（比如年龄、性别、性格、受教育程度等），显然只能采用被试间变量设计。对于其他类型的自变量，要综合考虑多方面因素。一般而言，在实验任务以及操作允许的情况下，没有难以控制的较强的延续效应时，fNIRS 研究多采用被试内设计。

总之，在确定科学问题和实验设计时，研究者要尽早且充分地考虑 fNIRS 成像数据的技术特点。首先，血液动力学响应具有变化缓慢的特点，与快速的神经电活动观测数据以及行为反应数据相比都存在较大的延迟。因此在借鉴传统行为实验的设计时（尤其是刺激呈现方式部分）要充分考虑到 fNIRS 的慢信号的特点。例如，当刺激呈现间隔过短时，对不同刺激的血氧响应可能会发生混叠，这对估计血液动力学响应有较大的影响（具体参见 ER 设计部分）。由于 fNIRS 与 fMRI 两种成像技术的生理基础相近，因此借鉴较为成熟的 fMRI 研究的实验设计是一个比较可取的方法。

最后，研究者在科学问题选择与实验设计时，还要考虑到 fNIRS 成像的空间范围与分辨率方面的局限性。例如，fNIRS 一般只能观测到外皮层（outer cortex）的脑活动，无法观测到海马、杏仁核等深部核团；又如，由于设备的光极数量限制，fNIRS 通常只能对部分皮层区域进行测量，很少能实现全头覆盖；fNIRS 空间分辨率大致为厘米级，对精细结构或脑区的功能成像分辨率不够；另外，fNIRS 的信噪比比 fMRI 更低，需要在实验设计阶段更加关注如何消除或者降低噪声的影响。相对于 fMRI，fNIRS 的信号也有其优势。除了高生态效度之外，fNIRS 还能够同时采集到三种血红蛋白浓度的相对变化，这为我们提供了更加丰富的脑功能观测维度。

第六节　数据获取

实验设计完成之后便进入数据获取环节，即将理论层面的实验设计转换成具体的、可操作的实验流程，在每个受试者的配合下操作完成所有的实验流程并获取实验数据。下面我们从实验准备、光极板的准备与放置、fNIRS 信号数据采集以及定位数据采集四个环节来介绍。

一、实验准备

在采集数据之前主试需要做好以下准备工作：受试者的招募、实验室环境的布置、实验相关材料与设备的准备等。

首先根据研究问题，制定出受试者的选择标准。比如受试者的年龄范围、性别、种族、利手情况、教育背景等。除此之外，fNIRS 研究还需要特别注意限制受试者的头围和发质。在光极板固定的前提下，受试者之间头围差距过大容易导致同一个探头下所对应的解剖位置偏差过大，因此被试间的头围差异不宜过大。另外，为了确保信号质量，为受试者佩戴光极时，主试往往需要把光极探头下面的头发拨开，使探头与头皮有良好的接触。受试者头发过密或者发质过硬可能会影响到探头与头皮的接触。比如男性受试者蓄留了发质过硬的寸头，头发可能会将光极板顶起来，影响探头接触头皮。另外，受试者的头形应尽可能圆润。如果受试者的头形过于方正，在顶叶等区域就会将光极板顶起来，影响光极和头皮的接触。因此需尽量选择头发稀疏、发质软、头型圆润的受试者。也可以考虑在受试者到达实验室后戴上光极帽测试信号，对于信号不好且无法通过拨头发等操作提高信号质量的受试者（通常只需要 5—10min 即可判断），不再进行接下来的实验。在受试者招募时，研究人员也可在招募通知中注明对受试者的头围、头形、发型、发质等特征的限制条件。

其次是实验室物理环境的布置。环境光会干扰 fNIRS 设备接收极对光的检测，可以选择在光线较暗的房间内进行实验，也可以利用遮光布对探头进行遮蔽，从而控制环境光的干扰（Obrig et al.，2002；Orihuela-Espina et al.，2010；Scholkmann et al.，2014）。此外，由于 fNIRS 实验中需长时间佩戴光极帽，再加上实验任务的负荷，受试者可能产生疲劳与不适感。实验人员营造一个良好、舒适的实验环境，可在一定程度上减少受试者因环境不好而产生的情绪问题。主试可以提前调试好实验环境的温度、通风、噪声等条件，将受试者做实验用到的桌椅摆放到指定的位置并调节好高度，方便快速、有序地进行实验，降低受试者疲劳和不适水平。

最后是准备实验材料和设备，主要包括：①实验程序及指导语：主试需提前在电脑上调试好实验程序，以确保无误。由于受试者自身在实验过程中的头动、皱眉、憋气、咀嚼、吞咽、大幅度的身体活动等行为可能影响到 fNIRS 的信号质量，产生噪声与伪迹，在实验前的指导语中就要明确告知受试者整个实验过程中尽量避免产生此类行为。②表格文书：受试者信息表、知情同意书、实验用到的调查问卷等也需核对无误。其中，知情同意书需列明受试者在实验过程中所享有的权利和应尽的义务，并陈述 fNIRS 实验过程中可能存在的风险，保证受试者是在自愿、清醒的前提下进行实验。③预热机器：有研究表明，相比于未预热情况，设备经过预热之后系统漂移小很多（Haensse et al.，2005）。故建议在数据采集前进行机器预热（几分钟即可），待机器达到一个比较稳定的状态之后再开始采集数据。④实验耗材：实验前最好用酒精把光极探头擦拭一遍，防止脏物堵塞探头，影响与头皮的接触。除了棉签、酒精，fNIRS 常用的耗材还有发光耳勺（常用于光极信号调试的拨头发环节）、胶带、耳塞等。

二、光极板的准备与放置

不同厂家和型号设备的光极（发射极与接收极）数目、光极板形状和可选的光极间距都是不同的，在准备光极板时要考虑不同设备的特点。例如，ETG-4000（日本日立）设备的光极间距只支持标准的 3cm 配置，而且光极板的形状都是固定的（如 4×4、3×5、3×11），使用起来比较方便。而 LABNIRS（日本岛津）设备没有固定形状的光极板，而是提供散装的配件，用户可以根据自己的需求组装出所需形状的光极板，因此灵活度很高。

由于 fNIRS 光极数目的限制，通常的 fNIRS 研究并不能覆盖全头，而只能覆盖其中一部分。这就要求研究者事先确定好感兴趣的脑区，并估计其在颅外的大致对应位置和范围。传统做法采用国际 10-20 参考系统（详见附录 2）来辅助完成。例如，一般可以认为运动系统位于 C3/C4 附近，而背外侧前额叶位于 F3/F4 附近等。进一步地，Okamoto 等（2004）基于小样本磁共振数据库，计算出全部 10-20 参考系统参考点所对应的蒙特利尔神经病学研究所（Montreal Neurological Institute，MNI）标准脑空间坐标及其所属脑图谱分区（如 Broadmann 分区、AAL 分区等）标号。这使得我们能够对颅-脑对应关系有大致了解，能够更好地估计感兴趣脑区的大致颅外位置。

在此基础上，研究者可以选择合适形状与尺寸的光极板（比如日立设备）；或者根据需要，自行设计发射极与接收极的空间排布方式，并制作光极板[①]（probe set）（可参见第二章成像系统参数一节中关于通道数量和空间分辨率的论述）。

在准备好光极板后，研究者还需要建立光极板的放置规则。放置规则应保证在能够有效地测量感兴趣脑区的同时，确保不同受试者测量位置的一致性（即同一个测量通道在所有受试者上的测量位置相同）。国际 10-20 参考系统的参考点在个体间具有较好的一致性，因此传统方法也大多基于特定的 10-20 参考点或者参考点之间的连线来确定光极板的放置位置与朝向。需要指出的是，在研究报告中需要清楚地描述出放置规则以便于后人参考。图 3-8 展示了一篇已有研究中参考国际 10-20 参考系统放置光极板的示意图。该研究要求受试者完成一个右手的动手任务，观测脑区为左侧初级运动皮层。由于之前的文献已经论证了初级运动皮层和 C3 点具有对应关系，因此该研究以此点为中心放置了 3×3 的光极板，随后又使用"与 Cz-C3-T3 连线平行"来描述光极板的放置角度。这样就大致阐明了光极板的位置和方向（Hong & Naseer，2016）。

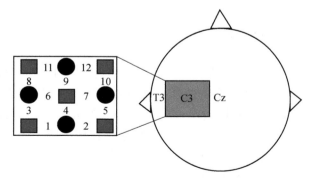

图 3-8　Hong 和 Naseer 的光极板放置参考图（Hong & Naseer，2016）

---

① 在确定了发射极与接收极的空间排布方式后，为了将各个光极及其相关位置关系固定下来，研究者通常会在光极之间用塑料片或者其他有一定硬度和柔韧度的材料将光极连接在一起，制作成光极板。

依据国际 10-20 参考系统来准备和放置光极板是一种简单易行的方法。但这种方法也有明显的缺点：①国际 10-20 参考系统参考点数量有限，而且较为稀疏，因此建立的头壳-脑对应关系也是稀疏的。这导致在某些区域上国际 10-20 参考系统参考点具有参考性，而在另一些周围没有邻近国际 10-20 参考系统参考点的区域，我们就很难建立颅脑对应关系。②由于稀疏性的影响，在对目标脑区的覆盖准确性上，国际 10-20 参考系统参考点及附近的定位准确性较高，其他远离坐标点的位置定位准确性不足；③在不同人之间的一致性上，会出现离参考点越远一致性越差的现象。如上述例子中，所有受试者都参考 C3 放置光极板，那么在 C3 这个点上，不同受试者所对应的解剖分区一致性较高，而离 C3 点越远的位置，不同受试者所对应的解剖分区一致性会越差。④手动标记国际 10-20 参考系统参考点较困难，这个过程复杂冗长、耗时耗力，而且国际 10-20 参考系统参考点的确定具有顺序依赖性，其测量误差会不断累积放大，手动测量重复性较差（Xiao et al.，2017）。

当下也有研究者借助受试者的 MRI 结构像来提高光极板配置与放置的准确性。比如，研究者先在受试者头上的 fNIRS 光极处放置鱼肝油或维生素药丸，然后对其进行 MRI 结构像扫描。扫描结果的 MRI 结构像中会清晰地显示出鱼肝油所在的位置，因此可直观地确定该区域下方的脑区位置。如果覆盖情况不理想，则可据此调整光极板位置，再进行扫描，直到能够很好地覆盖目标脑区（Duan et al.，2012）。然而这类方法要求同时扫描 MRI 结构像，增加了研究的难度，因此应用较少。

将脑内的解剖与功能信息等直接表达在头壳表面的 TBA 的出现与发展为根本解决光极板的准备与放置问题起到了重要作用（Xiao et al.，2018）。经颅脑图谱建立在脑颅骨标准 CPC 基础之上（详见附录 2）。相比稀疏的国际 10-20 参考系统，CPC 是连续坐标系统，可以以任意精度定义头壳上任意一点。同时 CPC 是比例系统（其坐标定义是比例坐标而非绝对距离），因此在个体间具有很强的对应性。基于该系统，研究者利用 114 名受试者的 MRI 结构像数据库建立了头壳坐标与脑坐标的概率映射关系。并利用这个大样本高精度颅脑映射关系将大脑解剖（图 3-9）（Xiao et al.，2018）与功能信息（图 3-10）（Jiang et al.，2020）直接表达在 CPC 坐标系统上，形成经颅脑图谱。

将三维电磁实时定位系统（详见本节第四部分定位数据采集）与经颅脑图谱结合在一起便构成了经颅导航系统。借助于该系统，研究者可以实时获得头壳上任意一点的 CPC 位置坐标，以及这一点往下可观测到的 MNI 坐标、脑解剖/功能分区（图 3-11），从而实现快捷、直观、精确的光极板选择或者设计。

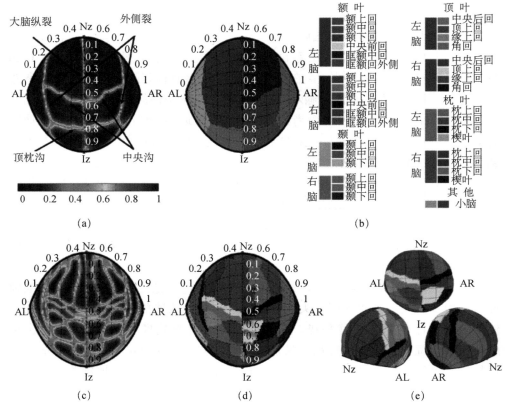

图 3-9　经颅脑图谱 TBA114_LPBA40。（a）为脑叶级别最大概率地图；（b）为脑叶级别的最大似然标号地图；（c）为沟回级别最大概率地图；（d）为沟回级别最大似然地图，平面投影视图；（e）为沟回级别最大似然地图，在一名随机被试头表面上的立体视图。Iz 为枕骨隆突，Nz 为鼻根，AL 为左侧耳前点，AR 为右侧耳前点（Xiao et al.，2018）（见彩图 3-9）

三、fNIRS 信号数据采集

在受试者来到实验室后，应向其简单介绍 fNIRS 设备，以打消受试者的疑虑和由此带来的不安。要求受试者调试好自己的桌椅距离、坐姿等，确保一个舒服的姿势坐好。由于实验开始之后再移动调整坐姿和位置可能拉扯到光纤，使光极发生滑动从而产生噪声，影响信号质量，因此需要事先调整好。

按照放置规则将光极板放置到受试者头部，并将光极插入光极板并调试信号质量。通过 fNIRS 设备上的信号检测功能可以看到各个通道的信号质量，未能通过检测的光极要及时调整。信号不好的原因主要包括：①发射极发出的光被受试者头发吸收、阻挡，这一问题常通过（使用发光挖耳勺）拨头发进行调整；②光极与头皮贴合不好，这一问题常发生在顶叶区域，可以通过将光极压紧进行调整（有弹簧的光极压紧一级），注意在这个下压过程中要用手衬住光极，避免戳痛受试者，帽子过松的情况需要考虑用皮筋勒紧，或者做一个头套箍住光极板。在调

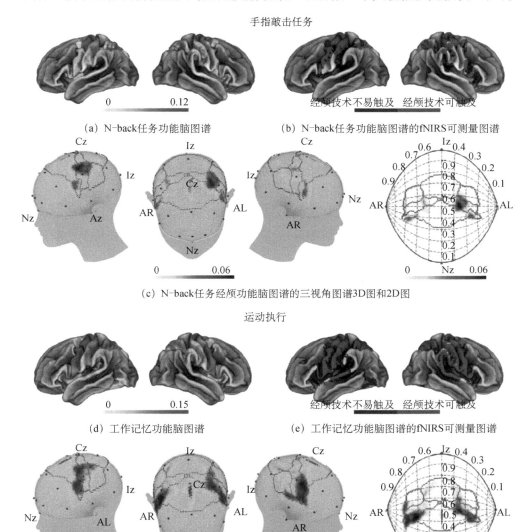

图 3-10　脑功能经颅图谱及运动执行功能 TBA（Jiang et al.，2020）（见彩图 3-10）

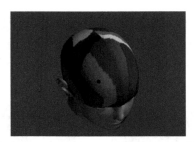

图 3-11　TBA 实时可视化导航系统。为可视化系统屏幕截图，图中为 TBA114_LPBA40 图谱的最大似然标号地图（见彩图 3-11）

试过程中，要关注并询问受试者的状态，如果受试者报告压痛感严重，要及时调整光极（适当调松）。在保证最关注的区域的光极（通常为感兴趣区的测量通道）信号良好的情况下，应当避免调试时间过长。如某个通道的信号质量在经过一段时间的调试后仍然无法通过检测，主试可以记录下未能调好的通道编号（通常称为坏通道），在后续数据分析时剔除该通道数据。但是如果受试者的坏通道过多（如大于 20%），那么建议剔除这个受试者的数据。另外，在整个实验过程中，应避免发射光极直接照射人眼。

实验开始后，要求受试者按照实验要求完成实验任务。同时启动 fNIRS 设备开始采集脑功能数据。此过程中建议做好实验记录，记录的内容包括信号整体质量很差的测量通道编号、信号异常跳变（如大幅度头动）出现对应的时刻和测量通道编号等。此外，受试者自身在实验过程中的举止行为可能影响到 fNIRS 的信号质量，也应当记录，例如是否产生头动、皱眉、憋气、咀嚼、吞咽、大幅度的身体活动等。如果有条件建议对整个实验过程进行录像，事后可进行反复观看，确认有无异常因素出现。上述实验信息的记录可以帮助我们快速地进行数据清洗。结束信号采集后还应注意设置原始数据的文件名和保存路径。可以将文件名设置成带编号的固定格式，方便后续数据转化时进行批处理。

四、定位数据采集

目前脑成像研究的一个标准做法是在标准脑空间（比如 MNI 坐标系统）中报告脑激活实验结果，以利于不同研究间、不同成像模态间的结果比较和融合。而 fNIRS 设备只记录脑功能信号，本身并不能提供每个测量通道对应的具体解剖定位信息。当前常用的解决办法是，采用（电磁场或者光学）三维定位仪记录已放置好的光极板上每个测量单元在头皮表面的三维空间位置信息，并利用相关算法得出每个测量通道对应的解剖定位信息（比如 MNI 坐标或者特定脑图谱分区标号等）。考虑到这个记录过程对受试者的姿势要求不必像正式实验那样严格，因此我们通常在 fNIRS 脑功能信号记录结束并从光极板上拔下光极后再记录定位数据，以便降低受试者的负担。

本节以 Polhemus 公司生产的高精度 Partiot 磁场三维定位仪为例，介绍如何采集受试者头壳上光极放置的三维空间位置坐标。如图 3-12（a）所示，Partiot 定位仪主要包括主机、磁场发射器（transmitter）、探笔和磁场探测器（sensor）。开启定位仪主机后，磁场发射器会产生一个以其为中心，向外逐渐衰减的局部磁场（覆盖范围大致为一个半径 152cm 的半球空间），从而建立起一个以磁场发射器为原点的三维笛卡儿坐标系（reference frame）。图中的探笔和固联探测器都属于磁场探测器，磁场探测器可以实时接收来自发射器的磁信号，解算得到自身的三维坐标，也即定位仪可以实现对探测器空间位置的实时监测。探笔（stylus）主要用于手持操作，主试手持探笔在受试者头壳上移动到目标位置（光极/通道位置）后按键记录笔尖处的位置坐标。由于在记录过程中，受试者头壳上同一位置会随着受试者头的移动或晃动在三维空间中的坐标而变化，所以在记录开始前需要将另一个探测器固联于受试者头部，用于记录受试者头部变化导致的坐标变化，从而在解算探笔位置时控制掉这一误差。Partiot 定位仪的位置测量精度（距离发射器越近则测量精度越高）为 0.01—2.94mm；姿态测量精度为 0.0030°—0.2470°[①]。

图 3-12（b）展示了定位仪数据采集的真实场景。图中磁场发射器被固定在受试者身后的支架上（考虑到设备摆放和实际操作便利等因素，以测量位置与发射器越近越好为原则）。固联探测器通常被用弹性细绳固定在受试者颧骨位置，探笔由实验者持握并在受试者头表面上测量指定位置的三维空间坐标。

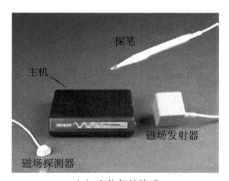
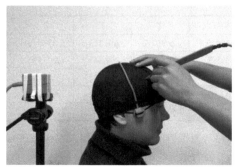

（a）定位仪的构成　　　　　　　　　　（b）定位仪数据采集的真实场景

图 3-12　Polhemus Partiot 三维定位仪

---

① Partiot 定位仪具体性能参数以官方网站 www.polhemus.com 信息为准。

借助三维定位仪采集到的定位数据分为两部分：第一部分是 5 个颅骨参考点坐标，按照 Cz、Iz、Nz、AL、AR 的顺序用定位仪探笔在受试者头壳上测量出这 5 个点（同时考虑到简便性与准确性，这里我们推荐使用这 5 个参考点）；第二部分是光极板坐标信息，按照发射极、接收极、测量通道（发射极与接收极连线中点）的顺序依次采集各个部分的坐标。图 3-13 为 3×3 的光极板放置在一名受试者头壳上所采集的两部分定位数据示例。左图为 5 个参考点的坐标信息；右图为 3×3 光极板的坐标信息，包括 5 个发射极（T01—T05）、4 个接收极（R01—R04）和 12 个测量通道（CH01—CH12）。在获得这些定位信息之后，我们就可以利用概率配准方法得出每个测量单元对应的 MNI 坐标或者标准图谱中的分区名称（详见第四章 fNIRS 数据空间标准化部分）。

T01	4.681712	5.872043	10.19328
T02	2.747382	2.582953	15.12037
T03	1.723519	6.294224	12.80909
T04	−0.04816	9.000098	10.03594
T05	−2.40761	5.145132	14.46287
R01	3.83779	4.444668	12.64837
R02	2.631337	7.715035	10.26623
R03	0.29584	4.060114	14.95322
R04	−1.33415	7.160475	12.58197
CH01	4.320686	5.249313	11.39708
CH02	3.401529	3.577724	14.01305
CH03	4.172476	7.370803	10.77723
CH04	3.006097	5.90726	13.5196
CH05	1.960958	3.805394	15.94174
CH06	2.114542	7.132221	11.61742
CH07	0.81618	5.300017	14.10972
CH08	1.6967	8.903929	10.74031
CH09	0.613082	7.316702	13.35977
CH10	−0.9426	5.165387	15.72637
CH11	−0.63133	8.07047	11.4386
CH12	−1.90501	6.079976	13.67957

参考点	X	Y	Z
NzHS	−5.96781	7.012131	5.573098
IzHS	−4.37383	−9.341	12.03396
ARHS	−6.28412	−3.17231	1.214755
ALHS	−8.49405	1.114409	14.39812
CzHS	6.80158	2.100905	10.30059

图 3-13　光极板的定位信息示例。左侧为在一个受试者头壳上记录的 5 个颅骨参考坐标点信息，右侧为光极与测量通道的坐标信息

值得注意的是，Partiot 磁场三维定位仪是一个通用定位设备，广泛应用于工业、农业、体育、医疗等领域，并非针对脑数据采集设计的。因此在应用于 fNIRS 等脑成像研究领域是存在一些不足（比如操作复杂、无法实时确认各个光

极采集位置相对关系的正确性、易出现重复采样导致后续解剖定位错误等现象）。目前已经有较为成熟的配套近红外脑成像定位的专用软件产品（例如可视化头部三维定位信息实时记录系统 VPen，详见本书附录 1），可以极大降低定位数据采集的操作复杂性、提高定位数据的可靠性。

参 考 文 献

Donders，C.（1968）. Over de snelheid van psychische processen［On the speed of psychological processes］. *Attention and Performance：II.* Amsterdam：North-Holland.

Duan，L.，Zhang，Y. J.，& Zhu，C. Z.（2012）. Quantitative comparison of resting-state functional connectivity derived from fNIRS and fMRI：A simultaneous recording study. *Neuroimage，60*（4），2008-2018.

Foulkes，A. J. M.，& Miall，R. C.（2000）. Adaptation to visual feedback delays in a human manual tracking task. *Experimental Brain Research，131*（1），101-110.

Haensse，D.，Szabo，P.，Brown，D.，Fauchère，J. C.，Niederer，P.，Bucher，H. U.，& Wolfa，M.（2005）. New multichannel near infrared spectrophotometry system for functional studies of the brain in adults and neonates. *Optics Express，13*（12），4525-4538.

Heilbronner，U.，& Münte，T. F.（2013）. Rapid event-related near-infrared spectroscopy detects age-related qualitative changes in the neural correlates of response inhibition. *Neuroimage，65*，408-415.

Hong，K. S.，& Naseer，N.（2016）. Reduction of delay in detecting initial dips from functional near-infrared spectroscopy signals using vector-based phase analysis. *International Journal of Neural Systems，26*（3），1650012.

Huettel，S. A.，Song，A. W.，& McCarthy，G.（2004）. *Functional Magnetic Resonance Imaging*（Vol. 1）. Sunderland：Sinauer Associates.

Jiang，Y.，Li，Z.，Zhao，Y.，Xiao，X.，Zhang，W.，Sun，P.，et al.（2020）. Targeting brain functions from the scalp：Transcranial brain atlas based on large-scale fMRI data synthesis. *NeuroImage，210*，116550.

Kruggel，F.，& von Cramon，D. Y.（1999）. Temporal properties of the hemodynamic response in functional MRI. *Human Brain Mapping，8*（4），259-271.

Kruggel，F.，& Von Cramon，D. Y.（2015）. Temporal properties of the hemodynamic response in functional MRI. *Human Brain Mapping，8*（4），259-271.

Lu，C. M.，Zhang，Y. J.，Biswal，B. B.，Zang，Y. F.，Peng，D. L.，& Zhu，C. Z.（2010）. Use of fNIRS to assess resting state functional connectivity. *Journal of Neuroscience Methods，186*（2），242-249.

Obrig，H.，Israel，H.，Kohl-Bareis，M.，Uludag，K.，Wenzel，R.，Muller，B.，et al.（2002）. Habituation of the visually evoked potential and its vascular response：Implications for neurovascular coupling in the healthy adult. *Neuroimage*，*17*（1），1-18.

Okamoto，M.，Dan，H.，Sakamoto，K.，Takeo，K.，Shimizu，K.，Kohno，S.，et al.（2004）. Three-dimensional probabilistic anatomical cranio-cerebral correlation via the international 10-20 system oriented for transcranial functional brain mapping. *Neuroimage*，*21*（1），99-111.

Orihuela-Espina，F.，Leff，D. R.，James，D. R.，Darzi，A. W.，& Yang，G. Z.（2010）. Quality control and assurance in functional near infrared spectroscopy（fNIRS）experimentation. *Physics in Medicine & Biology*，*55*（13），3701.

Petersen，S. E.，Fox，P. T.，Posner，M. I.，Mintun，M.，& Raichle，M. E.（1988）. Positron emission tomographic studies of the cortical anatomy of single-word processing. *Nature*，*331*（6157），585-589.

Scholkmann，F.，Kleiser，S.，Metz，A. J.，Zimmermann，R.，Pavia，J. M.，Wolf，U.，& Wolf，M.（2014）. A review on continuous wave functional near-infrared spectroscopy and imaging instrumentation and methodology. *Neuroimage*，*85*，6-27.

Schroeter，M. L.，Zysset，S.，Wahl，M.，& von Cramon，D. Y.（2004）. Prefrontal activation due to Stroop interference increases during development：An event-related fNIRS study. *Neuroimage*，*23*（4），1317-1325.

Scott，A.（1973）. *Huettel，Functional Magnetic Resonance Imaging*. Sunderland：Sinauer Associates，Inc.

Shimada，S.，Hiraki，K.，Matsuda，G.，& Oda，I.（2004）. Decrease in prefrontal hemoglobin oxygenation during reaching tasks with delayed visual feedback：A near-infrared spectroscopy study. *Cognitive Brain Research*，*20*（3），480-490.

Ward，J.（2015）. *The Student's Guide to Cognitive Neuroscience（3rd ed）*. Hove：Psychology Press.

Xiao，X.，Yu，X.，Zhang，Z.，Zhao，Y.，Jiang，Y.，Li，Z.，et al.（2018）. Transcranial brain atlas. *Science Advances*，*4*（9），eaar6904.

Xiao，X.，Zhu，H.，Liu，W. J.，Yu，X. T.，Duan，L.，Li，Z.，& Zhu，C. Z.（2017）. Semi-automatic 10/20 identification method for MRI-free probe placement in transcranial brain mapping techniques. *Frontiers in Neuroscience*，*11*，4.

fNIRS 数据分析

数据分析是 fNIRS 脑成像研究的重要组成部分，主要包括数据预处理（preprocessing）、个体水平分析（individual-level analysis）和群体水平分析（group-level analysis）三个阶段。预处理的目的是去除 fNIRS 原始数据中的噪声成分，同时尽量保留神经活动引起的血液动力学响应成分。个体水平分析的目的是计算个体在不同刺激条件下的血液动力学响应指标，并在此基础上提取出感兴趣的个体实验效应。群体水平分析则在个体水平分析结果的基础上，对实验效应进行群体统计推断，以便确定哪些测量通道对应的脑区存在显著实验效应。

第一节　fNIRS 数据预处理

研究者通常希望 fNIRS 数据中仅包含实验任务引起的血氧变化信号成分。但在实际成像过程中不可避免地混入了各种噪声。fNIRS 噪声来源广泛，包含设备本身的物理噪声、受试者血供系统的生理波动，以及实验过程中因主试操作不当或受试者配合不佳带来的影响等。一般而言，fNIRS 信噪比较低，若不"去噪"，将会直接影响后续的个体血液动力学响应指标的计算，甚至会导致虚假的群体激活。下面介绍几种常见的 fNIRS 噪声及其去除方法。

一、去漂移

信号漂移（drift）是 fNIRS 脑成像信号中普遍存在的一种噪声，通常表现为较长时间范围内的缓慢波动。信号漂移会使 fNIRS 信号的基线发生改变。fNIRS 脑成像信号漂移的来源较为复杂，主要包括信号采集过程中成像系统的干扰噪声（如机器在工作过程中逐渐升温造成的影响），以及实验过程中肉眼难以察觉的受试者缓慢的头动等。fNIRS 数据中通常既含线性漂移也含非线性漂移，一般可采用拟合法将这些漂移成分去掉，即去漂移（detrending）。比如先根据经验和对数据的观察，指定线性的或非线性的噪声模型，然后从信号中拟合出线性的或非线性的趋势项噪声，并通过回归等方法将其从信号中去除掉。

二、周期性噪声滤波

滤波（filtering）是 fNIRS 脑成像数据预处理的基本步骤。滤波可以去除信号中具有明显周期性波动特点的噪声成分。这些噪声成分既包括机器噪声，例如工频噪声（50Hz）和随机热噪声（高于 2Hz），也包括生理噪声如心率（约 1Hz）、呼吸（约 0.2—0.3Hz）、Mayer wave[①]（0.1Hz 左右）和极低频的生理波动（低于 0.01Hz）。频域滤波可以分为高通滤波（high-pass filtering）、低通滤波（low-pass filtering）和带通滤波（band-pass filtering）三大类。高通滤波是指去除信号中低于指定截止频率的成分，而保留高于截止频率的成分。低通滤波是指去除信号中高于指定截止频率的成分，而保留低于截止频率的成分。带通滤波可以视为高通滤波和低通滤波的结合，它保留某一指定频带内的信号成分，而去除该频带外的信号成分（图 4-1）。前面讲的去漂移也可以采用合适的高通滤波方法加以实现。

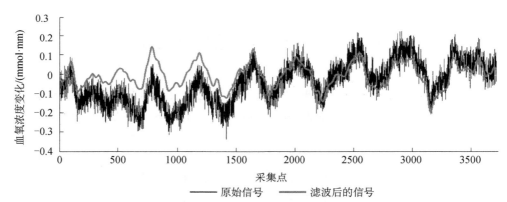

图 4-1　对一段原始 fNIRS 信号进行 0.01—0.5Hz 的带通滤波的结果（见彩图 4-1）

滤波时需要特别注意不能破坏实验任务相关的频率。假定在一个手指敲击（finger tapping）任务中，每个组块的持续时间分别为 24、20、24、22、24、26 和 28（单位为 s），而休息时间与任务持续时间相同（即一个周期为 40—56s）。我们对参考波进行频谱分析会发现其频率主要集中在 0.019—0.025Hz（图 4-2）。

---

① Mayer 等观察到的血供系统的一种低频生理波动，可能与动脉血压波动有关，频率大约在 0.1Hz。

那么滤波时要对该频率予以保留，以免破坏实验感兴趣的信号成分，从而无法得到预期的激活结果。

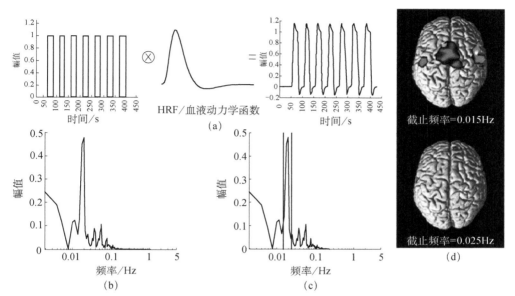

图 4-2　滤波过程及结果示意图。（a）为组块设计手指敲击任务的参考波（参考波的具体计算方法详见本章第二节）；（b）为参考波的频谱，可见其任务频率主要集中在 0.024 Hz 附近；（c）为对 fNIRS 信号分别尝试进行两种高通滤波，截止频率分别为 0.015 Hz（保留任务频率，左边黑竖线）和 0.025 Hz（破坏任务频率，右边黑竖线）；（d）为经滤波后信号做激活区检测的结果，可见滤波保留信号中任务频率时可以得到左右侧运动区和辅助运动区的激活，而滤波破坏信号中任务频率时无法得到激活

三、头动噪声和浅层噪声去除

受试者头动可能导致光极与头皮接触不良，这种头动噪声是 fNIRS 信号中一种常见的噪声，往往体现为信号中的大幅跳变（spike）。由于其出现时间和位置都较为随机，传统的频域滤波预处理方法很难去除这种噪声。不过，由于头动噪声的幅度往往远大于信号的正常波动范围，可以通过经典的异常点（outlier）检测方法检测到。通过将任意时间点信号的幅值与一段时间内信号的平均的幅值做对比，并且设置一定的阈限就可以标出异常点。例如，如果 fNIRS 信号值在某些时刻超过全长信号均值加上或减去三倍的全长信号标准差，则认为该时间点可能受头动噪声污染（Scholkmann et al.，2010）。受头动噪声污染的时间点被标出后，可以将这些时间点截去并用临近数据点的均值替代。如果信号中头动噪声

污染过多，则应将受污染的整个组块数据甚至是整个通道的数据舍弃。除上述方法外，研究者们还提出了其他解决方法。例如，Cui 等（2010）提出利用神经活动相关的 HbO_2 信号和 HbR 信号具有反向变化，而头动噪声往往还表现为 HbO_2 信号和 HbR 信号具有同向变化的特点来去除头动噪声。Molavi 和 Dumont（2012）则提出基于小波分析的头动噪声去除方法。

由于头皮、颅骨和脑膜等浅层组织中含丰富的毛细血管，呼吸、心跳等生理波动及任务相关的自主神经活动都会引起这些毛细血管中血红蛋白浓度的变化。当近红外光经过这些浅层组织时，浅层血管中血红蛋白浓度的变化也会导致fNIRS 光衰减量的变化（即浅层生理噪声）。浅层生理噪声对 fNIRS 信号影响较大。目前"短间隔"通道法被认为是去除浅层噪声较好的方法。短间隔通道一般指发射极-接收极距离在 1.0cm 以下的通道。短间隔通道的光路较浅，一般仅经过浅层组织而不会到达大脑皮层。因此学术界一般认为短间隔通道记录到的基本都是浅层生理噪声。该方法采用额外的短间距 fNIRS 通道记录浅层的生理噪声，再从信号中将其去除（Huppert et al.，2009；Zhang et al.，2015）。此外，利用浅层噪声在空间分布上的"全局性"，可以考虑采用空间滤波方法加以去除。例如，Zhang 等（2010）发现 ICA 方法可以很好地分离出头动噪声等多种噪声成分（详见第六章第三小节）。

第二节　个体血液动力学响应指标计算

个体水平分析的主要目的是从 fNIRS 数据中计算出个体对不同类型刺激的血液动力学响应指标。为此，我们先要对 fNIRS 数据进行建模，即对 fNIRS 数据可能由哪些成分构成做出预测（比如基线活动、刺激诱发的血液动力学响应、噪声等成分）。然后在模型参数估计的基础上，计算出个体血液动力学响应指标。

一、一般线性模型

一般线性模型（general linear model，GLM）是一种被广泛采用的 fNIRS 脑成像数据建模方法。GLM 的数学公式如下：

$$y = \beta_1 x_1 + \beta_2 x_2 + \cdots + \beta_L x_L + \varepsilon \tag{4-1}$$

其中，y 为被解释变量，在 fNIRS 研究中可以理解为某个观测通道上的 fNIRS 信号。x_1，x_2，$\cdots$，x_L 为解释变量。一般而言解释变量可分为两类：一是 fNIRS

数据中由不同类型刺激所诱发的个体血液动力学响应（简称任务参考波）；二是能引起 fNIRS 观测数据变化的其他因素，比如设备噪声、生理噪声等。β_1，β_2，$\cdots$，β_L 对应于每个解释变量的模型系数，反映了每个解释变量对 fNIRS 观测信号的贡献程度。fNIRS 信号中无法由解释变量解释的部分称为残差 ε。考虑全部观测时间点上的 fNIRS 信号：y_1，y_2，$\cdots$，y_T（T 为观测的总时间点数），式（4-1）可以展开成如下形式：

$$
\begin{aligned}
y_1 &= x_{11}\beta_1 + x_{12}\beta_2 + \cdots + x_{1L}\beta_L + \varepsilon_1 \\
y_2 &= x_{21}\beta_1 + x_{22}\beta_2 + \cdots + x_{2L}\beta_L + \varepsilon_2 \\
&\vdots \\
y_T &= x_{T1}\beta_1 + x_{T2}\beta_2 + \cdots + x_{TL}\beta_L + \varepsilon_T
\end{aligned}
\tag{4-2}
$$

上式的矩阵形式为

$$
\begin{bmatrix} Y_1 \\ Y_2 \\ \vdots \\ Y_T \end{bmatrix} = \begin{bmatrix} x_{11} x_{12} \cdots x_{1L} \\ x_{21} x_{22} \cdots x_{2L} \\ \vdots \ \vdots \ \cdots \ \vdots \\ x_{T1} x_{T2} \cdots x_{TL} \end{bmatrix} \begin{bmatrix} \beta_1 \\ \beta_2 \\ \vdots \\ \beta_L \end{bmatrix} + \begin{bmatrix} \varepsilon_1 \\ \varepsilon_2 \\ \vdots \\ \varepsilon_T \end{bmatrix}
\tag{4-3}
$$

为表示与计算方便，使用矩阵符号表示：

$$
Y = X\hat{\beta} + \varepsilon
\tag{4-4}
$$

此时，Y 为观测数据矩阵，X 为设计矩阵（design matrix），$\hat{\beta}$ 为模型参数向量，ε 为残差向量。

在给定设计矩阵 X 和观测数据 Y 后，采用最小二乘法可估计出模型参数 $\hat{\beta}$：

$$
\hat{\beta} = \left(X^T X \right)^{-1} X^T Y
\tag{4-5}
$$

相应的残差 ε 估计值为

$$
\hat{\varepsilon} = Y - \hat{Y}
\tag{4-6}
$$

$$
\hat{Y} = X\hat{\beta}
\tag{4-7}
$$

其中，X^T 表示 X 的转置。这里的所谓最佳，就是指用参数 $\hat{\beta}$ 来组合各个自变量得到的预测值 $\hat{Y}$ 来近似 Y，能够使残差 ε 达到最小。由此可知，由全部解释变量构成的设计矩阵是 fNIRS 数据建模的核心，对建模质量以及个体血液动力学响应指标计算的准确性有决定性作用。

二、组块设计的血液动力学响应指标计算

下面我们以一个包含四种实验条件的组块设计实验为例展开介绍。假设四种实验条件在时间上的排布方式如图 4-3（a）所示。首先我们采用哑变量（dummy variable）[1]对每个实验条件逐一编码。具体而言，我们可以根据实验设计信息确定每种实验条件在时间轴上对应的起点位置（onset time）以及这个条件持续的时间（duration），然后在整个实验过程时间轴上编码出该实验条件（属于该实验条件的时刻编码为1，其他情况编码为0）。此时，该实验条件在设计矩阵中便形成一根"方波"（box-car function）形状的任务参考波。图4-3（b）—（e）分别给出了4个解释变量（X_1—X_4）的对应的任务参考波。此外，还会使用一个解释变量X_0（在全部实验时间轴上取值为1），对在没有外部刺激条件下的fNIRS信号基线建模。这五根参考波在一起代表了设计矩阵中与实验条件相关的全部信息（设计矩阵中其他能影响fNIRS信号的因素我们将在后面介绍）。

将单个测量通道的fNIRS数据Y［图4-3（g）］与上面得到的设计矩阵$X = [X_0, X_1, X_2, X_3, X_4]$带入GLM模型［式（4-4）］中，可估计出模型参数$[\hat{\beta}_0 \hat{\beta}_1 \hat{\beta}_2 \hat{\beta}_3 \hat{\beta}_4]$与残差向量$\hat{\varepsilon}$［式（4-5）与式（4-6）］。图4-3（g）中给出了这些最优参数值的物理意义：$\hat{\beta}_0$是基线条件下fNIRS信号的平均值，表示了基线条件下的脑活动水平；$\hat{\beta}_1$是X_1条件下fNIRS信号的平均值与$\hat{\beta}_0$的差值，表示X_1条件组块内的全部刺激共同引起的血液动力学响应强度。以此类推，可以得到其他每种实验条件对应的血液动力学响应强度。将各个最优估计参数与对应的解释变量相乘并叠加起来就构成了对实验数据的预测值$\hat{Y}$，而残差向量$\hat{\varepsilon}$在图中则是围绕$\hat{Y}$上下随机波动的、未能被解释掉的"小波纹"。

我们知道，神经血管耦合过程将快速变化的神经电活动信号转化为缓慢变化的fNIRS信号。在刺激出现后，fNIRS信号会经过一段时间的延迟，逐渐达到响应的最大值；在刺激结束后，fNIRS信号也会慢慢地逐渐平复。而方波建模没有考虑这种延迟特性。为了更准确地对fNIRS数据建模（进一步减小残差），有必要考虑血液动力学响应的动态过程。经过大量的实验研究发现，人脑对单次刺激引起的血液动力学响应过程具有较为稳定的函数形式，被称为血液动力学响应函数。大多数情况下，HRF可以用两个Γ函数组合加以近似。这样构成的HRF函数称为典型HRF函数（canonical HRF）（Ye et al.，2009）。通过不同实验条件方波参考波与上述典型HRF函数卷积便可得到更为准确的预测模型。利用准确的预测模型构建设计矩阵后，参数估计的过程与前面介绍的组块设计部分相似，因此不再赘述。

---

① 哑变量指根据解释变量（影响）的属性类型构造的只取"0"或"1"的人工变量。举一个例子，假设变量"职业"的取值分别为工人、农民、学生、企业职员、其他等5种选项，我们可以增加4个哑变量来代替"职业"这个变量，分别为D1（1=工人/0=非工人）、D2（1=农民/0=非农民）、D3（1=学生/0=非学生）、D4（1=企业职员/0=非企业职员），这个过程就是引入哑变量的过程。

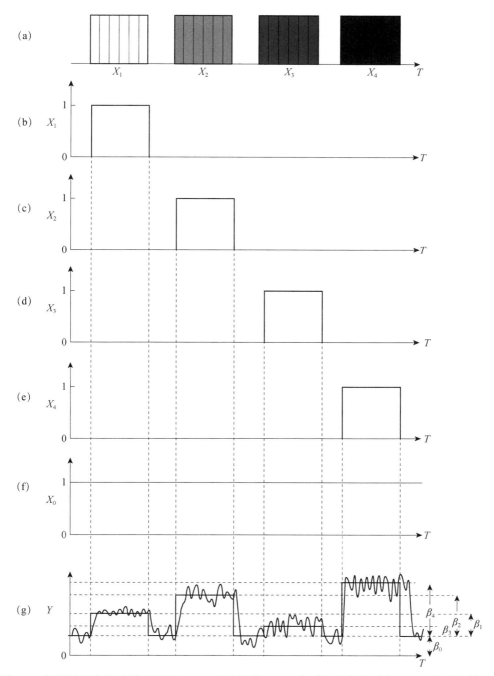

图 4-3 组块设计信号建模示意图。（a）实验条件 1—4 在时间轴上的分布；（b）实验条件 1 的参考波；（c）实验条件 2 的参考波；（d）实验条件 3 的参考波；（e）实验条件 4 的参考波；（f）基线条件（无任何条件）的参考波；（g）观测信号 Y 以及 Y 的预测值 $\hat{Y}$ 的参考波

三、事件相关设计的血液动力学响应指标计算

单次刺激引起的血液动力学响应可由该刺激与 HRF 卷积得到。在线性系统假设条件下，多个单次刺激所引起的血液动力学响应可由每个刺激所独立引起的血液动力学响应线性叠加而成（图 4-4）。

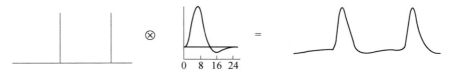

图 4-4　通过刺激序列与 HRF 卷积来预测血液动力学响应

下面我们以四种实验条件的事件相关设计为例，用更直观的方式来介绍解释变量构造过程中卷积运算的物理意义。在给定刺激类型以及每类刺激出现时刻信息后，我们就可以通过以下三步分别实现每类刺激条件对应的解释变量（参考波）：①在时间轴上标记出每个条件中每个刺激出现的位置，并取值为 1 ［图 4-5（a）］。②对每个刺激画出对应的血液动力学响应函数 ［图 4-5（b）］。③将所有刺激对应的血液动力学响应函数简单叠加起来。这样就可以得到每类刺激条件对应的参考波 ［图 4-5（c）］。在完成设计矩阵构建后，参数估计的过程与前面介绍的组块设计部分相似，因此不再赘述。此时每个模型参数 $\hat{\beta}$ 的意义就是对应类型刺激所引起的 HRF 的强度。

四、设计矩阵中的其他解释变量

为了更好地解释我们得到的观测数据，设计矩阵中除了前面谈到的自变量相关的各种实验条件外，还可以包括其他能够引起 fNIRS 数据变化的变量。在实验设计部分的混淆因素控制一节曾讲到，有些混淆因素无法在事先加以控制，那么可以采用统计控制方法事后加以控制。例如，在记忆研究中，不同实验条件下的刺激图片可能引起受试者不同程度的情绪反应，而这可能影响到受试者的记忆行为。此时研究者可以利用生理多导仪记录实验过程中受试者的皮电或呼吸、心跳信号来反映情绪反应强度，并将其作为一个解释变量纳入设计矩阵。这样可以降低该混淆因素对该记忆研究中自变量与因变量间纯净因果关系的影响。除了控制混淆因素外，还可利用设计矩阵实现 fNIRS 数据去噪的目的。比如我们可将噪声模型（比如线性漂移噪声模型）或者额外记录的生理噪声（如短间隔导测量导信号等）作为解释变量放入设计矩阵中。这样可减小 GLM 模型的残差，最终提高实验的敏感性。

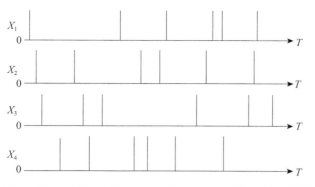

（a）各个实验条件的各个刺激出现的时刻（每一行为一种实验条件）

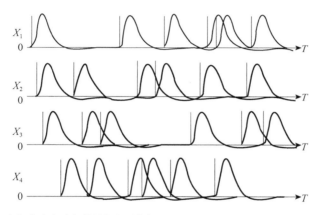

（b）各个实验条件的每个刺激与HRF卷积（每一行为一种实验条件）

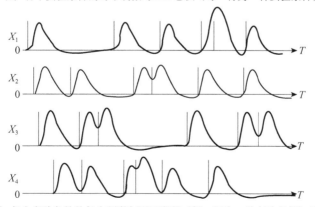

（c）各个实验条件的每个刺激与HRF卷积（每一行为一种实验条件）后进行
叠加，叠加后的结果形成该实验条件的参考波

图 4-5　利用卷积运算实现事件相关设计的解释变量构造过程

fNIRS 数据分析软件中常使用灰度表示的设计矩阵（图 4-6）。图中的例子从

左到右依次包含两种条件的实验刺激（组块设计）、一列常值信号、一列趋势项（trend）和一列噪声。一般把设计矩阵中的各项解释变量按列排列构成矩阵形式，并可用灰度图的方式把整个设计矩阵可视化显示出来。其中白色代表的值为1，黑色代表的值为0（经归一化后），0—1的值用不同的灰度块表示。这种显示方式一目了然，便于检查设计矩阵的构建是否存在明显错误。

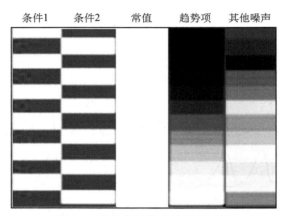

图 4-6 设计矩阵的灰度图表示法

五、个体实验效应提取

在求解 GLM 模型并得到模型参数 β 后，研究人员还需要在此基础上提取出感兴趣的个体实验效应以便进行下一步分析。个体实验效应既可能是个体对某种类型刺激的响应，也可能是对两种类型刺激响应的差异。假设我们采用包括三种任务条件（0-back、1-back、2-back）的 N-back 任务范式（被试内组块设计）来研究工作记忆的神经机制。设计矩阵中的 X_1、X_2、X_3 与 X_4 分别对应于 0-back、1-back、2-back 和基线条件。则根据前面的介绍可知：参数估计值 $\hat{\beta}_4$ 代表了基线条件的 fNIRS 信号强度。$\hat{\beta}_1$、$\hat{\beta}_2$、$\hat{\beta}_3$ 分别代表了 0-back、1-back 和 2-back 条件相对基线条件的个体血液动力学响应强度，也就是最基本的个体实验效应。除了上述最基本的个体实验效应外，有时我们更加关心两个实验条件间的差别。例如，当我们关心特异于工作记忆刷新功能（updating）的神经活动成分时，我们通常计算 2-back 与 0-back 之间血液动力学响应强度之差（$\hat{\beta}_3 - \hat{\beta}_1$）作为感兴趣的个体实验效应。当我们关心特异于工作记忆认知负荷（cognitive load）的神经活动成分时，我们可计算 2-back 与 1-back 之间血液动力学响应强度之差（$\hat{\beta}_3 - \hat{\beta}_2$）作为感兴趣的个体实验效应。

在数据分析中我们通常采用对比向量（contrast vector）这种数学方法来统一

表示各种可能的个体实验效应。具体做法如下：首先将全部解释变量对应的最优估计参数按顺序排列成一个列向量。在我们的例子中这个列向量为

$$\hat{\beta} = \begin{bmatrix} \hat{\beta}_1 \\ \hat{\beta}_2 \\ \hat{\beta}_3 \\ \hat{\beta}_4 \end{bmatrix} \tag{4-8}$$

如果我们想要考察 2-back 条件相对基线的激活情况，则只需将 $\hat{\beta}_3$ 提取出来，因此我们可以构建对比向量 c（其转置为 c^T）：

$$c^T = \begin{bmatrix} 0 & 0 & 1 & 0 \end{bmatrix} \tag{4-9}$$

并将 c^T 左乘到 $\hat{\beta}$，便得到我们感兴趣的个体效应量：

$$c^T \hat{\beta} = \begin{bmatrix} 0 & 0 & 1 & 0 \end{bmatrix} \begin{bmatrix} \hat{\beta}_1 \\ \hat{\beta}_2 \\ \hat{\beta}_3 \\ \hat{\beta}_4 \end{bmatrix} = \hat{\beta}_3 \tag{4-10}$$

由此可知，对于不同的个体效应量，我们只要给出相应的对比向量，便可将其提取出来。例如，当我们考察特异于工作记忆刷新功能的神经活动时，对比向量为

$$c^T = \begin{bmatrix} -1 & 0 & 1 & 0 \end{bmatrix} \tag{4-11}$$

$$c^T \hat{\beta} = \begin{bmatrix} -1 & 0 & 1 & 0 \end{bmatrix} \begin{bmatrix} \hat{\beta}_1 \\ \hat{\beta}_2 \\ \hat{\beta}_3 \\ \hat{\beta}_4 \end{bmatrix} = \hat{\beta}_3 - \hat{\beta}_1 \tag{4-12}$$

综上所述，选择合适的对比向量对模型参数向量估计 $\hat{\beta}$ 进行组合，便可得到感兴趣的个体效应量 $c^T \hat{\beta}$。需要注意的是，上述过程仅完成了单个通道的个体效应量提取。重复上述过程，得到个体效应量在全部通道上的取值，才能进一步获得个体效应量空间分布图。

第三节　群体统计推断和多重比较

在所有受试者上都提取出感兴趣的个体效应量后，我们就可以在每个测量通道上采用合适的方法对感兴趣的实验效应（主效应、交互效应以及简单效应等）

进入群体水平分析阶段。其目的是对实验效应进行群体统计推断，以便确定哪些测量通道上显著地存在实验效应。

首先研究人员需要根据实验设计选择正确的检验方法。在实验设计一章中我们曾经提到，研究者根据研究的需要，在有些自变量上采用被试间设计，而在另一些自变量上可能采用被试内设计。被试间设计可以采用独立样本 t 检验和方差分析等方法进行假设检验；而当存在被试内变量时，应采用重复测量统计方法（如配对 t 检验或重复测量方差分析等），分离并剔除群组间个体差异进而缩小残差项，使得统计检验更敏感。

在每个通道上进行群体分析后，可以得到统计量（比如 t 统计量或者 F 统计量）的空间分布图，也称统计参数图。在统计参数图上还需要最终推断出哪些通道存在显著激活。早期的单通道 fNIRS 研究与现在常见的多通道 fNIRS 研究在这个环节上存在不同。单通道情况下，我们关心的是"仅有的这个通道上实验效应是否显著"。此时我们可以直接采用一定的显著性阈值 α（比如 5%）进行推断（此时我们会承担 5% 的假阳性错误率的风险）。从单通道变到多通道时，如果对每个通道的检验仍然采用 $\alpha=5\%$ 作为显著性阈值进行检验，那么我们最终得到假阳性激活结果的概率会大大增加。这就是多重比较问题（multiple comparison）。为此，通常会根据一定的准则来合理地提高单个通道上显著性阈值（即降低显著性阈值 α，使推断更加严格），从而降低假阳性激活结果出现的概率。下面我们介绍两种主流的多重比较校正（multiple comparison correction）的准则及相应的校正方法。

一、FWE 校正准则

FWE（family wise error）校正准则的基本思想是将全部的通道看成一个大家庭，每一个通道都是家庭中的一员。此时 H_0 假设为"任何家庭成员都未激活"，换句话说就是任何一个通道都没有实验效应的存在。因此，控制 FWE，就是在 H_0 的假设条件下，控制任意（一个或者多个）测量通道出现假激活的概率 P^{FWE}，从而实现对单通道上的显著性阈值进行校正。

（一）Bonferroni 校正

Bonferroni 校正（Bonferroni correction）是 FWE 校正准则最简单和直接的体现。Bonferroni 校正假定各个观测通道出现假阳性错误是彼此独立的。为了计算整个家庭至少有一个成员（通道）出现假阳性的概率即 P^{FWE}，我们可以先计算其对立事件的概率，即所有通道都未出现假阳性的概率。在 Bonferroni 校正法的

独立性假设下，这一概率的表达式为

$$概率 = (1-\alpha)^n \qquad (4\text{-}13)$$

其中，n 为通道总数；α 为单个通道的显著性水平阈值。因此：

$$P^{\text{FWE}} = 1-(1-\alpha)^n \qquad (4\text{-}14)$$

通常情况下，P^{FWE} 的值都会取得非常小，例如 0.05，因此该表达式可以近似地化简为一个更简单的表达式：

$$P^{\text{FWE}} = n\alpha \qquad (4\text{-}15)$$

这样我们就得到了单个通道检验的显著性阈值 α 与 FWE 概率 P^{FWE} 之间的定量关系。根据上式，当我们要求 P^{FWE} 不超过某个预设值（比如 $P^{\text{FWE}} \leqslant 0.05$）时，对应的单个通道的显著性水平（即校正过之后的阈值）调整为

$$\alpha \leqslant P^{\text{FWE}} / n \qquad (4\text{-}16)$$

举例来说，假如我们的 fNIRS 观测有 50 个通道，而我们所需要控制的 FWE 错误率不超过 0.05，那么使用 Bonferroni 校正法得到的单通道概率阈值为 $\alpha \leqslant 0.05 / 50 = 0.001$，即只有那些统计量对应的假阳性概率不大于 0.001 的通道才能被认为是显著激活的。可以看出，这一阈值明显比未校正时要严格许多。

Bonferroni 校正必须依赖其关于各个通道之间独立性假设。这是因为式（4-13）中的概率值计算需要依赖每一个通道假阳性概率值之间的相互独立（这时才能够通过乘法原理来计算该组合事件的概率值）。如果这一假设不成立，即各个通道之间出现假阳性概率存在关联，那么 Bonferroni 校正就会过于严格。事实上，如果在不满足独立性假设的条件下，仍然希望在式（4-13）中使用乘法 $(1-\alpha)^n$ 来计算所有统计结果都低于阈值的概率。那么理论上等式中的 n 就必须被折合为独立观测通道的个数（尽管这种折算较为复杂）。换言之，如果我们的观测数据由 n 个通道构成，但其中真正互相独立的通道只有 m 个（$m < n$），那么式（4-14）将被改写为 $P^{\text{FWE}} = 1-(1-\alpha)^m$，相应地，式（4-16）将被改写为

$$\alpha \leqslant P^{\text{FWE}} / m \qquad (4\text{-}17)$$

各个观测单元间存在空间相关性的问题广泛出现在 fMRI、fNIRS 等脑成像模态中。对于 fMRI 来说，由于空间分辨率很高，体素（voxel）的数量非常庞大，而尺寸相对较小，各相邻体素的时间序列间往往具有很高的相关性。而且 fMRI 的数据预处理过程中，诸如配准等操作往往需要对数据施加空间平滑处理，这就更加人为地引入了空间相关性。对于 fNIRS 数据，相邻观测通道会共用一个发射极或接受极，因此由光极与头皮的接触问题带来的噪声往往在相邻光极间产生共同的影响，从而引入相关性。另外，fNIRS 作为一种观测血液动力学指标的脑成像技术，不可避免地受到全局生理噪声的影响，例如呼吸、心跳、动

脉血压波动等，这些全局性的生理波动可能给各个观测通道引入很强的相关性。综上所述，fNIRS 各通道的观测数据间具有一定的相关性。这使得 Bonferroni 校正所依赖的独立性假设在绝大多数场合下不成立。因此，尽管 Bonferroni 校正作为最严格的多重比较校正方法在 fNIRS 领域中仍有不少应用，但是在实际数据分析中往往会结合实际情况采用一些更为宽松的校正方法。

（二）基于随机场理论的 FWE 校正方法

为了近似估计出式（4-17）中的独立观测通道数目 m，Worsley 等（1996）提出了基于随机场理论（random field theory）的 FWE 校正方法。目前在近红外脑成像研究中，主流软件 NIRS-SPM 就采用了基于随机场理论的 FWE 校正方法。在数据处理过程中，NIRS-SPM 软件将各个离散的通道插值到皮层表面，形成连续的图像，从而可以采用随机场理论。但通过插值形成的图像在 H_0 条件下并不能用简单的高斯随机场表示，因此研究者发展了新的针对近红外脑成像中非高斯随机场进行计算的技术（Ye et al.，2009；Li et al.，2012）等。

二、FDR 校正准则

有时对于激活区检测来说控制 FWE 错误有些过于严格。很多时候我们可能只需要控制所有阳性结果中假阳性的比例即可，此时就会用到错误发现率（false discovery rate，FDR）。FDR 被定义为所发现的阳性结果中假阳性比例。假定我们总共有 n 个通道，当我们应用某一阈值进行显著性判断时，在 H_0 条件下激活的通道数记作 $\#null^{survive}$，而在实际观测中激活的通道数记作 $\#obs^{survive}$，则 FDR 错误率可以用下式估计：

$$F\widehat{D}R = \frac{\#null^{survive}}{\#obs^{survive}} \tag{4-18}$$

假设我们单个通道的显著性检验阈值为 $\alpha = 0.05$，则 $\#null^{survive}$ 可用 $n*\alpha$ 来估计；根据 $\#obs^{survive}$ 的定义可知，激活通道个数为 n 个通道中所有实际 p 值低于 α 的个数。为了便于计算 $\#obs^{survive}$，我们并不考虑所有可能的 α 取值，而只考虑全部 n 个通道的 p 值构成的集合。我们可以将这 n 个 p 值由小到大排列起来，同时将排序为 k 的通道对应的实际 p 值记为 p_k。

那么当 α 取值为 p_k 时，由上述内容可知：$\#null^{survive}$ 可用 $n*p_k$ 估计；而 $\#obs^{survive}$ 为低于 p_k 的全部通道的数目，即为 k。至此，我们便将单个通道的显著性与 FDR 联系在了一起：

$$F\widehat{D}R = \frac{n \cdot p_k}{k} \tag{4-19}$$

依据 FDR 校正原则的校正方法有很多种，其中最经典的方法当属 Benjamini-Hochberg 校正方法（Benjamini-Hochberg procedure）。Benjamini-Hochberg 校正方法的步骤如下：

计算每个体素的未校正的 p 值，记作 p_i，$i = 1$，2，$\cdots$，n；

把上述每个体素的 p 值排序：$p_1 \leqslant p_2 \leqslant \cdots \leqslant p_n$；

如果要把 FDR 错误率控制在 f，则只需找到满足 $p_k < \dfrac{f \cdot k}{n}$ 的最大的序号 k；

则 p_k 就是用于判断每个通道是否激活的显著性阈值。

第四节　fNIRS 数据空间标准化与实验结果报告

在群体统计推断完成后，研究者往往需要报告激活通道在标准脑空间中的准确位置，以便于在不同研究以及不同成像模态之间进行研究结果的比较与整合。这个过程必须依赖 fNIRS 数据的空间标准化。

一、fNIRS 数据空间标准化

由于 fNIRS 技术本身不能提供每个通道所测量的脑功能信号在皮层上的解剖位置，实验者通常需要采用三维定位系统获取各个通道的定位数据（参见第三章第六节相关内容），进而将记录到的 fNIRS 定位数据配准到标准空间（称为 fNIRS 数据的空间标准化过程）。下面我们介绍目前被广泛采用的 fNIRS 数据空间标准化方法：概率配准方法（probablistic registration）（Singh et al., 2005）。

图 4-7 给出了概率配准的操作流程和基本原理。该方法事先准备了 17 名标记了 10-20 参考系统参考点的受试者头部结构 MRI 像（记作 R1—R17），这些 MRI 像均被标准化到 MNI 空间，并将该数据集作为参考数据库（reference database）。其中，每个结构 MRI 像上都已标记出了 5 个颅骨参考点（包括鼻尖，双耳/耳前点，Cz 及枕骨隆突），以及全部 10-20 参考系统参考点（21 个）。

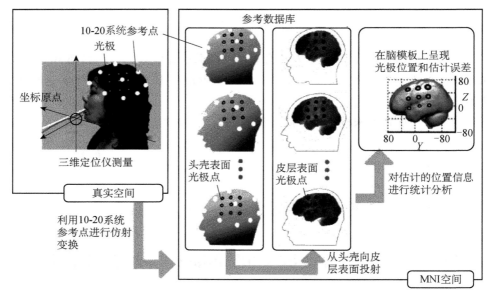

图 4-7　fNIRS 概率配准流程（Singh et al.，2005）

对于戴好光极板的一名受试者，概率配准流程如下。

1）在受试者头部手动定位出所需的颅骨参考点（包括鼻尖、双耳/耳前点、Cz 及枕骨隆突），并在此基础上手动测量和定位出全部 10-20 参考系统参考点。

2）用三维定位仪记录全部颅骨参考点，全部或者部分 10-20 参考系统参考点以及所有发射极与接收极，以及各个测量通道（配对的发射极与接收极连线的中点）的三维位置坐标。

3）利用颅骨参考点的坐标位置，建立受试者测量空间与参考数据库中某个个体结构头部 MRI 像颅骨（如 R1）之间的对应关系。并利用此关系，映射得到所有发射极与接收极，以及各个测量通道在 R1 个体头部结构 MRI 像颅骨上的位置（可以大致理解为将受试者头上的光极板虚拟的放置到了 R1 头上）。若需进一步提高受试者头壳与个体结构 MRI 像之间的对应关系的精度，我们还可以在颅骨参考点基础上，加入更多的对应点，比如全部或者部分的 10-20 参考系统参考点。

4）利用 R1 个体头部结构 MRI 像及其虚拟放置的光极板位置，利用气球膨胀算法（Okamoto & Dan，2005），便可以估计所有测量通道在 R1 个体头部结构 MRI 像内对应的皮层位置及其 MNI 坐标。

将对 R1 进行的操作步骤 3 和步骤 4，在 R2—R17 全部重复一次。每一个测量通道可得到 17 个对应测量皮层位置的 MNI 坐标。17 个结果的平均位置刻画了最有可能出现的位置，因此我们将均值作为受试者该测量通道对应的最终

MNI 坐标。17 个结果的变异（标准差）刻画了人群上的变异，变异越小，说明这种概率配准的结果越可靠。Singh 等（2005）已经对这种概率配准方法进行了验证。实验在 12 名正常成年受试者上进行。光极板参照 10-20 参考系统参考点分别放置在双侧外侧前额区域。实验结果表明，全部受试者通过概率配准方法得到的皮层点的变异在 4.7—7.0mm。这说明即使缺少受试者自身个体结构像，概率配准方法仍然可以得到较为精确的定位结果。

然而当前的概率配准方法也存在亟待改进的地方。首先，该方法仅用到了 17 个人的数据库，样本数目较少，因此定位结果的可靠性和准确性有待提高。本书作者研究团队利用 114 个成年人结构磁共振数据库，在前期建立的脑颅骨 CPC（详见附录 2）基础上，构建了一个大样本高分辨率的概率颅脑映射库（Xiao et al.，2018）。对受试者头壳进行稀疏采样后，即可得到更加可靠的空间标准化定位结果（每个测量通道的 MNI 坐标以及多种脑图谱的解剖分区标号）。其次，颅脑对应关系还受到发育、老化等多种因素的影响。而当前概率配准方法尚未考虑此类问题。本书作者研究团队正在开发年龄段特异的学龄儿童与青少年、成年人以及老年人（人群年龄为 6—80 岁）的概率颅脑映射，以便进一步提高定位结果的准确性与可靠性。上述新的研究成果将在 NIRS-KIT 软件平台上陆续发布，供研究者免费使用。

除上述借助于他人头部结构 MRI 数据的概率配准方法外，在一些特殊情况下（如 fNIRS 与 fMRI 同步记录研究），我们还可以获得受试者自己的头部结构 MRI 数据，从而可以得到更为精准的 fNIRS 空间定位结果。具体做法如下。将维生素 E 胶囊或者松子等标记物标放在测量通道位置（一对发射与接收光极连线中点处），这些标记物在磁共振扫描得到的结构像中会留下高亮点。从鱼肝油位置向脑内投影便可获得各个测量通道对应的皮层精确位置，进而得到各个通道测量脑区的精确 MNI 坐标。然而受各种因素限制，在 fNIRS 研究中通常不会同时扫描 MRI 数据，因此这种方法应用较少。仅常见于 fNIRS 与 MRI 同步记录的研究中（Duan et al.，2012）。因此概率配准方法对 fNIRS 研究者而言有着更为广泛的应用价值。

二、实验结果报告

在数据处理结束后，即可在实验报告或论文中报告结果。fNIRS 结果报告主要包括两部分：各通道的脑空间坐标以及激活结果。上一部分介绍了如何通过概率配准获得每一个通道对应的 MNI 坐标的方法。为方便不同研究之间进行比较，研究者应尽量报告各个通道所对应的 MNI 坐标。一个可行的方法是报告各个通道在群体上平均的 MNI 坐标（表 4-1），另外还可以报告通道所对应的脑解剖分区（如 Broadmann 分区、AAL 分区等），以便读者对激活结果有更直观的认识。这里必须指出，尽管我们报告出每个通道对应的 MNI 坐标，但这并不意味着每个测量通道测量的仅仅是这个坐标点所在位置。由于 fNIRS 的空间分辨率为厘米级（详见成像原理部分），因此理解为这个通道测量的是以该坐标为中心的一小片区域更为合理。

表 4-1　表格形式报告通道对应的平均 MNI 坐标值示例（Miller et al., 2019）　　　　　　　　　　　　　　单位：mm

通道	X	Y	Z
1	44	−77	38
2	48	−82	16
3	58	−61	37
4	62	−62	12
5	67	−37	32
6	71	−37	5
7	50	11	50
8	30	31	54
9	3	42	53
10	57	28	23
11	39	52	26
12	10	64	27
13	55	39	−5
14	39	61	−5
15	13	70	−5

根据实验目的与实验设计的不同，激活结果的报告也不尽相同。首先所有研究者都需要考虑的是激活通道的检测结果，即通过群体统计推断和多重比较校正在空间上判断哪些通道在任务中激活。如果研究关注大脑在某种条件下的空间激活模式，研究者则可以计算每一个通道的激活强度，画出光极板覆盖区域的激活模式图。常见的作图方法会将每个通道以独立的圆圈表示，颜色填充为激活强度（图 4-8）。有时我们为了获得更连续的空间分布模式，会在通道的空隙间使用插值法填补信息，从而得到连续的激活图。另外，有些研究者还会采用基于感兴趣区（region of interest，ROI）的分析方法，将所有通道划分成不同类别并将同一类别内的数据进行平均，在此基础上再进行激活区检测计算。此类方法在结果显示时，只展示每个感兴趣区的激活结果（表 4-2）。

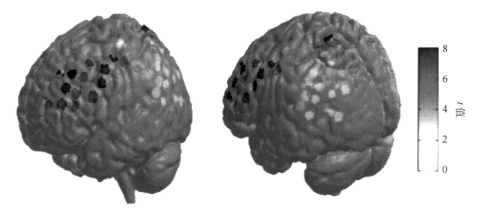

图 4-8　以通道形式绘制的激活强度模式图（Sun et al.，2018）（见彩图 4-8）

表 4-2　基于 ROI 的组分析（Sun et al.，2018）

ROI	BA 分区	t	p	显著性（FDR 校正）
PMC	BA6	$t_{(exe)} = 6.98$	$p_{(exe)} = 0.0000$	***
		$t_{(obs)} = 3.62$	$p_{(obs)} = 0.0006$	***
IFG	BA44，BA45	$t_{(exe)} = 6.53$	$p_{(exe)} = 0.0000$	***
		$t_{(obs)} = 2.00$	$p_{(obs)} = 0.0274$	*
SPL	BA7	$t_{(exe)} = 5.44$	$p_{(exe)} = 0.0000$	***
		$t_{(obs)} = 7.29$	$p_{(obs)} = 0.0000$	***
rostral IPL	BA40	$t_{(exe)} = 2.24$	$p_{(exe)} = 0.0165$	*
		$t_{(obs)} = 1.68$	$p_{(obs)} = 0.0519$	

　　在激活通道检测后，研究人员可以将感兴趣的通道单独拿出来，绘制出该通道的血氧信号随时间变化的曲线，以显示在不同条件下的神经响应的动态特征。比如图 4-9 比较了两个前额叶测量通道上儿童和成年受试者在中立和冲突两种色词匹配 Stroop 任务条件下 HbO_2 与 HbR 浓度相对值随时间变化的不同模式：成人在两种条件下的血氧响应的幅值都更高，到达峰值的时间更短，且对于成人被试，冲突和中立条件的血氧响应差异更大。这表示成人在冲突条件下对刺激干扰的响应更大。研究者据此推论成年人的前额叶分配了更多的资源来抵抗刺激干扰，这一定程度上表明成人前额叶的成熟程度更高（Schroeter et al.，2004）。

　　我们还可以将不同受试者某个通道的激活强度拿出来作为连续变量，与受试者的年龄、成绩、行为表现（反应时、准确率）等变量进行回归分析，以研究脑与不同个体特征或行为之间的关系。图 4-10 进一步展示了在上述 Stroop 任务中被试不同脑区的血氧响应差异（冲突条件平均血氧响应强度减去中立条件平均活动强度）与被试年龄的回归曲线。结果显示在 F3 与 F4、FC3 与 FC4 等前额叶通道上，中立和冲突条件引起的血氧响应差异随着年龄增大而增大。这一结果与组间差异结果一致，进一步支持了年龄越大、利用前额叶神经资源抵抗冲突条件刺激干扰的能力越强的观点。

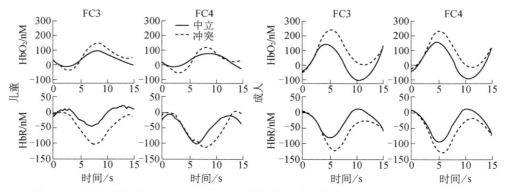

图 4-9　儿童与成人在 FC3 与 FC4 两个通道上血氧响应曲线（Schroeter et al.，2004）

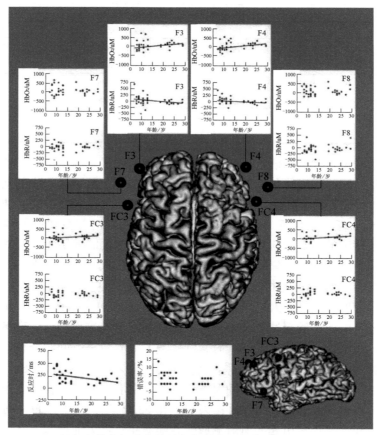

图 4-10　Stroop 任务中的血氧响应差异与年龄的回归曲线（Schroeter et al.，2004）

参 考 文 献

Cui，X.，Bray，S.，& Reiss，A. L.（2010）. Functional near infrared spectroscopy（NIRS）signal improvement based on negative correlation between oxygenated and deoxygenated hemoglobin dynamics. *Neuroimage*，*49*（4），3039-3046.

Duan，L.，Zhang，Y. J.，& Zhu，C. Z.（2012）. Quantitative comparison of resting-state functional connectivity derived from fNIRS and fMRI：A simultaneous recording study. *Neuroimage*，*60*（4），2008-2018.

Huppert，T. J.，Diamond，S. G.，Franceschini，M. A.，& Boas，D. A.（2009）. HomER：A review of time-series analysis methods for near-infrared spectroscopy of the brain. *Applied Optics*，*48*（10），D280-D298.

Li，H.，Tak，S.，& Ye，J. C.（2012）. Lipschitz-Killing curvature based expected Euler characteristics for p-value correction in fNIRS. *Journal of Neuroscience Methods*，*204*（1），61-67.

Miller，J. G.，Vrtička，P.，Cui，X.，Shrestha，S.，Hosseini，S. H.，Baker，J. M.，& Reiss，A. L.（2019）. Inter-brain synchrony in mother-child dyads during cooperation：An fNIRS hyperscanning study. *Neuropsychologia*，*124*，117-124.

Molavi，B.，& Dumont，G. A.（2012）. Wavelet-based motion artifact removal for functional near-infrared spectroscopy. *Physiological Measurement*，*33*（2），259.

Okamoto，M.，& Dan，I.（2005）. Automated cortical projection of head-surface locations for transcranial functional brain mapping. *Neuroimage*，*26*（1），18-28.

Scholkmann，F.，Spichtig，S.，Muehlemann，T.，& Wolf，M.（2010）. How to detect and reduce movement artifacts in near-infrared imaging using moving standard deviation and spline interpolation. *Physiological Measurement*，*31*（5），649.

Schroeter，M. L.，Zysset，S.，Wahl，M.，& von Cramon，D. Y.（2004）. Prefrontal activation due to Stroop interference increases during development：An event-related fNIRS study. *Neuroimage*，*23*（4），1317-1325.

Singh，A. K.，Okamoto，M.，Dan，H.，Jurcak，V.，& Dan，I.（2005）. Spatial registration of multichannel multi-subject fNIRS data to MNI space without MRI. *Neuroimage*，*27*（4），842-851.

Sun，P. P.，Tan，F. L.，Zhang，Z.，Jiang，Y. H.，Zhao，Y.，& Zhu，C. Z.（2018）. Feasibility of functional near-infrared spectroscopy（fNIRS）to investigate the mirror neuron system：An experimental study in a real-life situation. *Frontiers in Human Neuroscience*，*12*，86.

Worsley，K. J.，Marrett，S.，Neelin，P.，Vandal，A. C.，Friston，K. J.，& Evans，A. C.（1996）. A unified statistical approach for determining significant signals in images of cerebral activation. *Human Brain Mapping*，*4*（1），58-73.

Xiao，X.，Yu，X.，Zhang，Z.，Zhao，Y.，Jiang，Y.，Li，Z.，et al.（2018）. Transcranial brain atlas. *Science Advances*，*4*（9），eaar6904.

Ye，J. C.，Tak，S.，Jang，K. E.，Jung，J.，& Jang，J.（2009）. NIRS-SPM：Statistical parametric mapping for near-infrared spectroscopy. *Neuroimage*，*44*（2），428-447.

Zhang，H.，Zhang，Y. J.，Lu，C. M.，Ma，S. Y.，Zang，Y. F.，& Zhu，C. Z.（2010）. Functional connectivity as revealed by independent component analysis of resting-state fNIRS measurements. *Neuroimage*，*51*（3），1150-1161.

Zhang，Y.，Tan，F.，Xu，X.，Duan，L.，Liu，H.，Tian，F.，& Zhu，C. Z.（2015）. Multiregional functional near-infrared spectroscopy reveals globally symmetrical and frequency-specific patterns of superficial interference. *Biomedical Optics Express*，*6*（8），2786-2802.

fNIRS 在认知神经科学中的应用

自 1993 年 fNIRS 技术开始用于研究人脑功能以来，fNIRS 已被应用于感知运动、执行功能、注意、记忆、语言、数学认知、情绪与社会认知、决策等诸多领域。本章将以 fNIRS 高生态效度特点为核心，重点介绍其独特优势领域中的基本研究方法与进展。这些领域主要包括脑发育与认知发展、社会交互、高生态效度条件下的一般认知过程研究等三个方面。

第一节 脑发育与认知发展

探索生命初期的大脑发育过程对追寻人类认知的发展轨迹具有十分重要的意义。在过去的几十年中，已经有大量的行为研究向我们展示了婴幼儿如何感知和理解外部世界、如何与外部世界交互，以及这些过程如何随时间发展变化。然而，这些行为背后的神经机制还并不清楚。这很大程度是对婴幼儿进行脑观测的技术困难所致。在评估各种脑成像设备在婴幼儿脑扫描中的特点时，除了时间和空间分辨率这两种经典指标之外，婴幼儿的接受程度更是先决条件。在非侵入性脑成像技术中，MEG 和 MRI 都需要严格限制婴幼儿的运动，这使得婴幼儿脑扫描大多数情况下只能在睡眠或者麻醉状态下进行。相对 MRI 和 MEG，EEG 对于婴幼儿来说接受度较高、时间分辨率很高，但其空间分辨率较差，很难揭示不同脑区功能分化的情况。另外，婴儿运动时产生的肌电对脑电信号的干扰很大，给清醒婴儿的数据采集造成困难。

相比之下，fNIRS 在婴幼儿的脑发育研究中具有明显的优势。①fNIRS 可以让婴幼儿在清醒状态下参与到各种各样的认知任务过程中接受扫描，而不仅仅是在睡眠或麻醉状态下被动地接受刺激过程中接受扫描。婴幼儿参与认知任务并产生可观测的行为指标对于理解神经活动的意义是至关重要的。"清醒""可参与"这些特点使得研究者除了探讨婴幼儿的基本视觉和听觉加工机制外，还可以涉及更复杂的客体加工过程、社会认知与互动、早期语言发展等诸多非常重要的领域。这大大拓展了脑发育研究的范围。②fNIRS 是一种非常安全的脑成像技术，它所使用的激光强度严格控制在生物组织可接受的安全范围内。作为一种光学成像，fNIRS 不会对婴幼儿产生任何电磁辐射。③在扫描过程中，婴幼儿只需要佩戴一个轻便的光极帽，扫描环境安静自然，父母可以全程陪同，这些特点使 fNIRS 脑扫描能够在舒适自由的环境中完成。④fNIRS 具有厘米级的空间分辨率，为研究婴幼儿不同脑区的功能分化提供了可能。最后，fNIRS 还具有成本低、便携、操作简单等特点，使用起来非常方便，这也为研究偏远地区的脑发育状况提供了便利。

目前，fNIRS 脑发育研究大致可分为四个部分：感知觉与运动功能、社会信息加工、早期语言发展、脑功能网络发育。以下将以这些研究领域的代表性研究为例，介绍 fNIRS 在脑发育与认知发展中的应用。最后我们将对 fNIRS 在脑发育与认知发展应用研究中存在的局限性，以及实验设计和数据采集过程中的注意事项进行小结。

一、感知觉与运动功能

将 fNIRS 用于视听觉的研究较多，而对于其他感知觉以及运动功能的研究近年来也在渐渐增多。

（一）视听觉

视听觉的研究主要关心以下问题：①在婴儿期大脑的功能分化程度如何，比如某一类刺激（如视觉刺激）是否会选择性地激活某一特定功能的脑区。②多种感觉通道刺激同时呈现时，是否会因为大脑发育尚不成熟而出现不同功能脑区间的串扰（cross-talk）。③对于复杂的刺激，婴儿大脑是否会有不同层次的脑区参与加工，如初级感觉皮层—高级感觉皮层/联合皮层—前额叶皮层。视觉研究感兴趣的脑区为枕叶，一般以枕骨隆突作为光极放置的参考点，覆盖中间或者双侧的枕叶区域。听觉研究感兴趣的脑区为颞叶，通常以 T3 和 T4 为参考点，将光极覆盖在双侧颞叶。同时，为了考察脑区的功能特异性，一般会将前额叶作为对照脑区进行观测。

视觉研究主要包括利用简单视觉刺激考察婴儿视觉区反应特异性，以及用复杂视觉刺激考察婴儿不同层次脑区的共同参与刺激加工。Meek 等（1998）最早将 fNIRS 用于婴儿视觉加工的研究。该研究以 3 个月以内的清醒婴儿作为研究对象，给其呈现闪烁的黑白棋盘格。该研究中采用的是一般视觉脑成像实验的标准范式，即采用闪光或者棋盘格作为实验刺激，采用黑屏作为基线。但是，对于婴幼儿来说，对反复呈现的相同刺激会出现较强的习惯化效应，而且婴幼儿无法长时间注视一个刺激或者黑屏。因此，在后续研究中，研究者（Taga et al.，2003）为了更好地吸引婴儿的注意力和减少头动，将黑屏替换为黑色背景下的暗红色卡通脸。采用棋盘格作为实验刺激，卡通脸作为基线和控制刺激。同时，为了更强地吸引婴儿注意力并减少习惯化效应，呈现视觉刺激的同时播放相同频率的蜂鸣声。这类研究的感兴趣脑区一般为枕叶，以枕骨隆突作为参考点，在枕叶正中央或者双侧枕叶对称位置放置光极板，控制脑区一般为额顶区。对于清醒婴儿的视觉研究表明，视觉刺激能够诱发枕叶的激活，但对额顶区没有这种效果。这与先前用 fMRI 研究成人视觉加工的结果是相似的，但是与用 fMRI 研究睡眠或者麻醉中的婴儿的视觉加工结果有很大不同。这提示人们注意，睡眠或麻醉状态可能对视觉加工产生较大影响。

除了简单视觉刺激，也有研究者考察复杂视觉刺激的脑激活模式。如 Watanabe 等（2008）采用转动的彩色风铃视频作为视觉刺激。由于视频中包含了颜色和运动的属性，所以研究者预期对于这样的复杂视觉刺激，婴儿在提取物体特征时，除了有初级视觉皮层的参与，还会有高级皮层（如联合皮层或者前额叶）的参与。实验观测了婴儿枕叶和前额叶，结果发现对于风铃视频和闪烁棋盘格，枕叶的中下部都出现了激活，但是风铃视频在左右外侧枕叶和前额叶诱发了更广泛的激活。这说明对于复杂的视觉刺激，不仅初级视觉皮层参与了加工，高级视觉皮层/联合皮层，甚至前额叶都参与了刺激加工。该研究还发现对于视觉刺激，枕叶的氧合血红蛋白浓度变化在刺激呈现开始之后的 8—9s 达到峰值，为理解近红外观测下的血氧响应规律提供了证据，也为实验流程的时间设置提供了依据。

听觉 fNIRS 实验所用的实验刺激包括单纯音、音乐、语音等。其中语言相关的研究将单独在早期语言发展部分详述。相比于 fMRI，fNIRS 的噪声很小，特别适合做婴儿听觉的研究。Sakatani 等（1999）给新生儿播放音乐，并用 fNIRS 记录额叶的活动，结果发现音乐能够引起额叶的[HbO$_2$]与[HbT]升高。但是 60%的婴儿出现了[HbR]升高，这与成人的结果相反。在婴儿的 fNIRS 研究中，确实有研究发现婴儿的[HbR]呈现与成人相反的变化趋势，这一现象是否归因于脑发育的不同阶段还需要做进一步评估。

Taga 等（2011）利用纯音序列，探索了多个脑区在不同刺激间隔下的响应模式。具体来说，该研究采用 5 秒的纯音序列作为实验刺激，将刺激间隔设置为 5s

和 10s。将刺激播放给 3 个月睡眠中的婴儿，同时用包含 94 个测量导的光极板记录婴儿前额叶、颞叶和枕叶的活动，光极配置和放置方式如图 5-1 所示。结果发现，10s ISI 条件下，纯音序列诱发了广泛的脑区激活，不仅包含颞叶，还包含前额叶和枕叶的部分区域，表现为 HbO_2 浓度的显著上升和 HbR 浓度显著下降。但是 5s ISI 条件下，只有颞叶出现了刺激响应。导致这两种条件结果差异的原因在于刺激呈现之后，是否有足够的时间让血氧活动回归基线。5s ISI 间隔不足以让脑区活动回归基线，但是由于颞叶对听觉刺激的反应一致性水平相比于其他脑区更高，所以在组水平上依然出现了刺激响应。这一研究提示，听觉刺激能够引起婴儿广泛的脑区激活，而初级听觉皮层和更高级的脑区对刺激的响应方式是不同的。

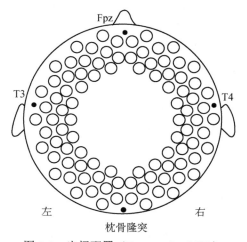

图 5-1　光极配置（Taga et al.，2003）

为了探索多感觉通道刺激是否在婴儿期就已经引起高度分化的脑区反应，研究者采用同时呈现视觉与听觉刺激的方式探索婴儿的脑活动变化。这类研究通常以婴儿的枕叶与双侧颞叶作为观测脑区，视觉刺激为闪烁棋盘格等，听觉刺激为纯音或者语音刺激等，实验条件分为单通道条件（只有视觉或听觉刺激）和多通道条件（同时呈现视觉和听觉刺激）。结果发现，2—4 个月和 6—9 个月的婴儿已经可以出现选择性的激活（Bortfeld et al.，2007；Taga & Asakawa，2007），例如，如果听觉刺激为语音刺激，颞叶的激活会出现在左侧而非右侧（Bortfeld et al.，2009）。

值得注意的是，婴儿的感觉皮层不仅受到刺激（自下而上）的影响，也表现出受到学习引发的预期（自上而下）的影响。Emberson 等（2015）采用跨通道刺激缺失范式（cross-modal stimulus omission paradigm）证明了 6 个月婴儿的初级感觉皮层会受预期的调控。在该研究中，实验组的婴儿会经过一个视觉-听觉匹配（A+V+）的学习（图 5-2），即一个听觉刺激之后，同时呈现听觉刺激与视觉刺激，随后是一个视觉刺激。在短暂的学习之后，给实验组婴儿呈现视觉刺激缺失的试次（A+V−Omission），即原本要跟随听觉刺激出现的视觉刺激没有出现。对照组的婴儿没有经过 A+V+的学习，给他们呈现的是只有听觉（A+V−Control）或者只有视觉（A−V+Control）的刺激。用两片 3×3 的光极板分别放置在婴儿的颞叶和枕叶，颞叶光极板最下沿中间的光极在左耳的正上方，枕叶光极板最下排中间的光极在枕骨隆突上。

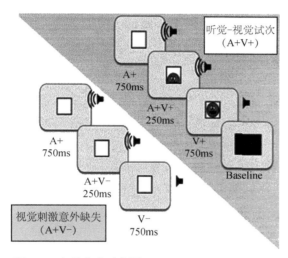

图 5-2　实验范式示意图（Emberson et al.，2015）

结果发现，对于 A+V+、A+V−Control 和 A−V+Control 三种情况，脑区的激活位置和呈现的刺激是匹配的，即呈现视觉刺激枕叶激活，呈现听觉刺激颞叶激活。但是对于实验组的婴儿，当视觉刺激缺失时（A+V−Omission），枕叶依然出现了激活，这说明先前的 A+V+学习已经使婴儿习得了视觉刺激与听觉刺激的关联，在视觉刺激"意外缺失"时，对视觉刺激形成的预期，取代了视觉刺激的真实输入，诱发了枕叶的激活。

总的来说，在一些如婴儿各脑区是否出现高度的分化，是否会出现不同感觉皮层之间的串扰，高级皮层（如前额叶）是否参与感知觉刺激的加工问题的研究上，现有研究结果并不完全一致。对于这类研究，年龄、实验刺激及呈现方式、不同感觉通道刺激之间的对照与控制、不同脑区间的对照等都是需要考虑的因素，此外高级认知过程对感知觉的调控也会影响感觉皮层的响应，也是需要注意的方向。

（二）其他感知觉

痛觉对于识别有害刺激至关重要，是生物进行自我防御的重要信息来源。Slater 等（2006）研究了新生儿对痛觉刺激的皮层反应。实验以医院门诊的新生儿（含早产儿）作为研究对象，将常规足跟采血作为疼痛刺激。参照国际 10-20 参考系统，将两个 fNIRS 测量导放置在两侧的躯体感觉皮层。结果发现，疼痛刺激在对侧躯体感觉皮层引起了显著激活。但是，能够引起婴儿足部缩回的触觉刺激，却并没有诱发躯体感觉皮层的激活。更进一步发现，对侧躯体感觉皮层激活的潜伏期在周龄更小的婴儿上更长，激活幅度也较低。意识状态也会影响皮层对疼痛刺激的响应，表现为清醒状态下，对侧躯体感觉皮层的最大激活强度与婴儿周龄成正相关，但在睡眠时呈负相关。

嗅觉在妊娠期就已经形成，对人类的社会交互（如亲缘识别、母子关系等）有重要作用。已有研究发现相比于其他气味，婴儿更偏爱母乳的气味，这种偏爱对婴儿摄取母乳起到了关键作用。Aoyama 等（2010）考察了母乳和配方奶粉的气味对新生儿眶额皮层（参与嗅觉加工的高级脑区）的影响。结果发现，不论新生儿在实验前的喂养方式是纯母乳喂养（breast-fed），还是母乳与配方奶粉混合喂养（mixed-fed），母乳都引起了眶额皮层的激活，单纯配方奶粉则没有。

（三）运动功能

运动功能是婴儿探索外部世界的重要能力。运动功能发展的神经机制尚有待研究。采用 fNIRS 脑成像进行早期运动功能的研究，需要根据实验对象运动能力的不同，采取不同的运动范式。对于新生儿等主要采用被动运动的方式，对于具有一定运动能力的婴儿，可以采用辅助性的主动运动。此类研究的感兴趣脑区主要为运动区（如感觉运动皮层、初级运动皮层等）。在被动运动研究中（Kusaka et al.，2011），研究者在新生儿睡眠时，摆动其小腿和手臂。结果发现，被动运动引起了观测脑区显著的激活，且同侧的运动诱发的脑区活动较弱。由被动运动诱发的感觉运动皮层的偏侧化激活在镇静睡眠状态下的新生儿上已经出现，这对于理解早期脑功能分化、评估和预测异常脑发育都具有重要意义。在主动运动研究中（Nishiyori et al.，2016），研究者让 6 个月和 12 个月的婴儿完成两种动作，一是伸手抓东西［图 5-3（a）］，一是在跑步机上踏步［图 5-3（b）］。结果发现，12 个月的婴儿比 6 个月的婴儿在两种运动的行为表现上都更好，但是神经活动变化在两种运动间并不相同。对于抓东西这种目标导向的运动，6 个月的婴儿双侧初级皮层出现了广泛激活，而 12 个月的婴儿激活区域变得更为集中并且出现了偏侧化现象；对于踏步这种运动，12 个月的婴儿比 6 个月的婴儿激活程度更强，也更广泛。这项研究提示对于不同的运动，脑发育的规律是不一样，可能的影响因素有是否为目标导向，精细化程度如何，多大程度上依赖于练习等。

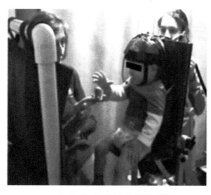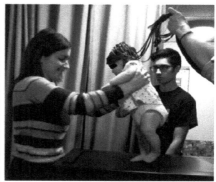

（a）抓东西条件实验场景　　　　　　　（b）踏步条件实验场景

图 5-3　实验场景图（Nishiyori et al.，2016）

二、社会信息加工

fNIRS 婴幼儿社会信息加工的研究主要包含三部分，面孔加工、生物运动加工和交流意图加工。

（一）面孔加工

对面孔的辨别对人类生活具有至关重要的作用。已有研究表明，从出生开始，婴儿就已经存在对面孔的偏好。具体表现为，相比于倒转面孔、打乱的面孔或其他非面孔刺激［图 5-4（a）］，婴儿更喜欢正向的面孔，而且能够再认和区分熟悉的面孔与不熟悉的面孔。这些面孔刺激都是近红外婴儿研究中常用的刺激。一般情况下，实验刺激是各种面孔刺激，基线阶段的控制刺激一般采用非面孔的物体［图 5-4（b）］。与面孔加工有关的脑区主要包括 FFA、STS 和 OFA。fNIRS 脑成像用于婴儿面孔识别加工的研究主要关注双侧颞叶，通常将两片 3×3 的光极板以 T5 和 T6 为中心点覆盖在颞叶后部［图 5-4（c）］，也有少数研究以 T3 和 T4 为参考点，将光极板放置在颞叶偏前的部位。在成人中，面孔加工的神经表征存在明显的右侧偏侧化现象。在婴儿的研究中，研究者主要关心婴儿是否也存在对面孔加工的右侧偏侧化，以及哪些因素（如年龄、面孔的属性等）会影响这种偏侧化。

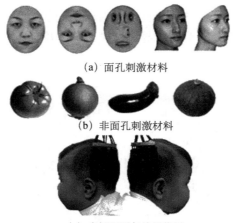

(a) 面孔刺激材料

(b) 非面孔刺激材料

(c) 光极配置与放置位置

图 5-4　面孔识别任务实验刺激与光极配置（Otsuka et al.，2007）

例如，Otsuka 等（2007）发现，5—8 个月的婴儿在加工正向面孔时（相比于倒转面孔）已经出现了颞叶的右侧偏侧化。将正向面孔与打乱的面孔相比，婴儿依然表现出对正向面孔加工的右侧偏侧化（Honda et al.，2010）。给婴儿呈现用光点模拟的动态面部表情，7—8 个月的婴儿也出现了颞叶的右侧偏侧化现象（Ichikawa et al.，2010）。但是面孔加工的右偏侧化会受婴儿月龄和刺激属性（如视角、熟悉度、情绪信息等）的影响。对于成人来说，不论是从哪个角度观看面孔，都能够轻而易举地感知到所看的是一个面孔。但是对于婴儿来说，视角会影响他们对面孔的加工。Nakato 等（2009）发现 5 个月的婴儿只对正面面孔产生了颞叶右侧偏侧化激活，而 8 个月的婴儿对正面和侧面的面孔都出现了右侧偏侧化激活。这说明视角的改变会影响 5 个月的婴儿对于面孔的加工，而 8 个月的婴儿已经能够忽略视角的影响，将侧面面孔也加工成面孔。婴儿对面孔的熟悉度也会影响他们对面孔的加工。Nakato 等（2011a）发现婴儿对母亲与陌生人的面孔都出现了显著的右侧颞叶激活，但是对自己母亲的面孔还出现了显著的左侧颞叶激活。对成人的 fMRI 研究也发现，相比于不熟悉面孔，熟悉面孔能够引起双侧颞叶激活。这可能与提取熟悉面孔的个体信息有关。Nakato 等（2011b）又以情绪面孔作为刺激材料，分别给婴儿呈现高兴的面孔和愤怒的面孔。结果发现，情绪效价也影响了婴儿观看面孔时的脑区右侧偏侧化现象。具体表现为，婴儿观看高兴面孔时左侧颞叶显著激活，而观看愤怒面孔时右侧颞叶显著激活。这一结果与情绪加工的脑区偏侧化一致。

需要注意的是，限于 fNIRS 脑成像的成像原理，在用 fNIRS 研究婴儿的面孔加工机制时，无法观测深部面孔加工区域（如 FFA）的活动，因此，有时其结果无法直接与成人的 fMRI 研究结果相对比。

（二）生物运动加工

生物运动包括各种眼睛、嘴巴、肢体或者全身运动，是一种重要的社会信息来源。从他人的动作中推测他人意图和情感、理解他人传达的信息是人类的基本能力。负责加工生物运动的脑区主要包括 mPFC、IFG 和 STS。

一类研究生物运动的范式是对比婴儿加工生物运动（如面部、手部、嘴部或全身运动等）和机械运动（如转动的玩具）时的脑活动。如 Lloyd-Fox 等（2009）的研究发现，5 个月的婴儿在观看生物运动时激活了双侧 STS，而观看机械运动没有这种激活。进一步的，不同部位的运动会引起成人不同脑区的特异性激活，即出现了功能分化。Lloyd-Fox 等（2011）给婴儿呈现不同身体部位的运动（包括眼睛、嘴巴和手部运动）。结果发现，眼睛和手的动作激活了双侧的额-颞区，手部动作还激活了前额叶，嘴部的动作激活了右侧颞叶中部。这些结果表示婴儿加工不同的动作时，已经出现了脑区的分化，而且分化的区域与成人的社会脑网络（social brain network）相对应。

另一类研究生物运动的范式是对比人的运动和机器人的运动。Grossmann 等（2013）给 4 个月的婴儿展示舞蹈家和乐高机器人跳舞的视频，两位舞者分别跳两种类型的舞，一种是流畅的人类舞蹈风格（human dance style），另一种是生硬的机器人舞蹈风格（robotic dance style）。结果发现，右侧颞叶前上部接近运动前区的部分对机器人风格的舞蹈（不论舞者是人还是机器人）产生了显著激活，而左侧颞叶只在舞者和风格一致时出现了激活，在不一致时没有激活。

（三）交流意图加工

与他人进行成功交流的前提是能够探测到他人的交流意图。交流意图可以通过视觉或听觉等方式传达。视觉传达主要来自他人的目光和面部表情，听觉传达主要来自他人呼叫自己的名字。在成人研究中，颞叶和额叶中的多个脑区会参与交流意图的加工，这也是婴儿研究中感兴趣的脑区。

Grossmann 等（2008）给 4 个月的婴儿呈现动态的面孔刺激。有交流意图的条件表现为目光朝婴儿方向注视，无交流意图的条件表现为目光朝回避婴儿的方向移动（图 5-5），基线是呈现一辆运动的汽车。结果发现，右侧颞上回和右侧额极在交流目光条件下[HbO$_2$]显著增大，这一发现与成人的 fMRI 结果一致。

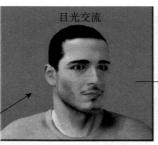
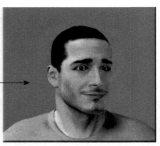
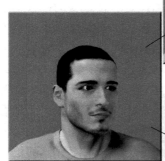
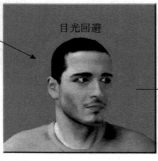
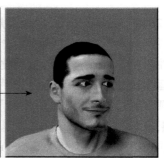

图 5-5　交流意图实验范式示意图（Grossmann et al.，2008）

在后续的一项研究中，Grossmann 等（2010a）重点考察了婴儿前额叶的不同区域在联合注意中的作用。该研究给 5 个月的婴儿呈现一个短视频，视频中央是一个成人面孔，左边或者右边有一个物体。在联合注意条件下，视频中的人会微笑着注视婴儿，然后再注视物体，随后再轮流注视一次。在一种控制条件下，视频中没有物体，视频中的人还是会把目光轮流注视到婴儿和自己的左侧或右侧；在另一种控制条件下，视频中的人只注视物体不注视婴儿，当她的目光从物体上移开时就闭上眼睛。作者将观测区域分为 6 个 ROI，分别为左右侧前额叶的背侧（dorsal）、外侧（lateral）和腹侧（ventral）。结果发现，相比于两个控制条件，左背侧前额叶在联合注意条件下出现了显著激活，而前额叶的其他子区没有这种效应。Grossmann 等（2010b）又给婴儿播放呼唤他们名字的声音，对照刺激是一个陌生人的名字，名字的音节数与婴儿自己的名字匹配。光极放置与上一项研究相同。结果发现，相比于陌生人的名字，左背侧前额叶在自己名字条件下出现了显著激活。

三、早期语言发展

早期语言发展的研究根据实验材料和范式的不同，主要分为两部分：第一部分是对语言基本元素的加工,比如音位、韵律等。大多数采用单音节或者双音节的词语或者假词作为实验刺激,采用习惯化范式将刺激两两配对,其中一个刺激作为习惯化刺激,另一个作为新异刺激。先将习惯化刺激反复呈现,即习惯化阶段,再将两个刺激交替呈现,通过衡量大脑对新异刺激是否产生更强的激活(去习惯化效应),来判断婴儿是否能区分两个刺激。第二部分是对语言的加工,多采用较长的语言片段,常见的对比条件有母语与非母语,语言与非语言(如自然界中的或人为制造的声音),正常顺序播放的语言与逆序播放的语言等。这类研究大多采用组块设计。

（一）音位与韵律的加工

Minagawa-Kawai 等(2007)用习惯化范式考察了不同年龄段的日本婴儿(3—4 个月、6—7 个月、10—11 个月、13—14 个月和 25—28 个月)对不同语音的加工差异。实验所采用的刺激是从/mama/到/mama:/的 4 个末尾元音长度不同的假词,末尾元音长度为 151—250ms,以 33ms 间隔递增(刺激 A,151ms;刺激 B,18ms;刺激 C,21ms;刺激 D,25ms)。每两个刺激组成一个习惯化—目标探测的 session。例如 session AB 就是以刺激 A 作为习惯化刺激,刺激 B 作为去习惯化刺激。在 session AB 中,先重复呈现刺激 A(习惯化阶段),随后交替呈现刺激 A 和刺激 B(目标探测阶段)。习惯化阶段与目标探测阶段交替出现,共重复至少 5 次。session BC 和 session CD 为同样的流程。对日语母语者来说,刺激 B 和 C 的元音长度代表着日语中的短元音和长元音,具有语言意义的差别,刺激 A 和 B,或刺激 C 和 D 在物理属性上与刺激 B 和 C 相同(末尾元音都相差 33ms),但是没有语言意义的差别。因此把 session BC 作为不同类别条件(across-category condition),session AB 和 session CD 作为相同类别条件(within-category condition)。该研究所关心的问题是,婴儿从哪个年龄段开始,能够把不同类别条件中的两个刺激加工成不同的语音刺激,以及对语音差别的左偏侧化现象何时会出现。研究者用两块 2×2 的光极板测量婴儿双侧颞叶的活动,以 T3 和 T4 为参考点放置光极板的下沿(图 5-6)。

结果发现,不同类别条件和相同类别条件中的去习惯化刺激在所有年龄段婴儿中都引起了显著的去习惯化反应。但是,在其中三个年龄段中,不同类别条件所引起的去习惯化反应显著大于相同类别条件。更进一步,在两个较大年龄段组的婴儿对不同类别条件的刺激产生了显著的左偏侧化现象。这些结果表明,婴儿从 3 个月就能够辨别物理属性不同的声音,但是到 6 个月才能开始辨别语音意义不同的声音,到 12 个月之后才能表现出和成人相似的左偏侧化现象。

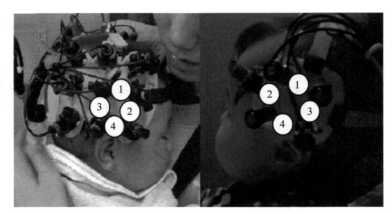

（a）右侧测量通道　　　　　　　　　（b）左侧测量通道

图 5-6　光极配置。图中数字为测量通道编号（Minagawa-Kawai et al.，2007）

Arimitsu 等（2011）对比了新生儿加工语音和韵律的神经激活差异。该研究采用习惯化范式，分别给婴儿呈现两组刺激，一组仅有音位差异/itta/和/itte/，另一组仅有语气差异/itta/和/itta？/。在观测双侧颞叶活动之后，发现新生儿在听有音位差异的刺激时，双侧颞叶都出现了激活，但没有偏侧化现象；在听有语气差异的刺激时，右侧颞叶的激活出现了显著强于左侧颞叶，即出现了右偏侧化现象。

还有一些研究也发现（Minagawa-Kawai et al.，2011a；Obrig et al.，2010；Rossi et al.，2012；Telkemeyer et al.，2009，2011），对于音位的加工主要在 12 个月左右逐渐出现颞叶的左偏侧化现象，而对于韵律的加工从出生开始就呈现出颞叶的右偏侧化现象。

在语音辨别中，除了颞叶，前额叶也参与其中。Nakato 等（2009）研究了 3 个月的婴儿在辨别不同音节时前额叶的作用。实验采用/ba/和/pa/两个音节作为刺激，其中一个作为习惯化刺激反复呈现给婴儿，另一个作为新异刺激在习惯化刺激之后出现。结果发现，颞叶和前额叶都在习惯化之后对新异刺激产生了去习惯化反应。颞叶对重复的听觉刺激一直保持激活，但是前额叶只在新异刺激出现时有激活。这一结果表明在语音刺激的加工中，前额叶和颞叶出现了功能分离，前额叶在婴儿期早期就开始参与刺激新异性的加工。

（二）语言加工

对于成人来说，对人类声音的加工主要是颞叶的功能。Grossmann 等（2010c）考察了这种脑功能分化在婴儿期的发展。该研究选取了 4 个月和 7 个月的婴儿，给他们播放人声刺激和非人声刺激。其中，人声刺激既包括语言，也包括非语言的声音；非人声刺激包括自然界的风声及雨声、动物声音以及人造物的声音。结果发现，7 个月的婴儿的双侧颞叶出现了对人声刺激的显著激活，而 4 个月的婴儿则未出现。这一结果说明在婴儿早期，颞叶就已经参与到人声特异的加工中，出现时间大约是在 4—7 个月。

　　大脑对于语言加工的特异性，究竟是取决于语言本身的特性还是一些初级的听觉特性呢？对于这一问题，为了进一步排除初级听觉特征的影响，Minagawa-Kawai 等（2011b）以 4 个月的日本婴儿为研究对象，观测双侧颞叶和额叶，对比了大脑加工母语与非母语，以及其他一些声音（表 5-1）的差别。结果发现，大脑在加工语言刺激时，出现了明显的左偏侧化现象，相比于非母语而言，母语的激活更强，而且左偏侧化更明显。该研究首次发现了在 4 个月时，婴儿就已经出现了对母语的加工偏向。

表 5-1　不同类型语言刺激的对比（Minagawa-Kawai et al.，2011b）

刺激类型	母语	外语	同物种发出的声音	生物发出的声音	非语音
语言（L1）	+	+	+	+	+
语言（L2）	−	+	+	+	+
带情感的语音	−	−	+	+	+
猴子叫声	−	−	−	+	+
杂音	−	−	−	−	+

注："+" 代表包含，"−" 代表不包含

四、脑功能网络发育

　　先前所列举的研究都是从脑功能分化的角度，探索不同脑区参与认知活动的功能特异性，对理解生命早期脑功能的分化具有重要意义。近年来，脑功能整合的观点也日渐受到研究者的重视。该观点认为，大脑各个区域并不是孤立的，而是存在丰富的结构与功能连接，共同组成了全脑网络。人类的各种认知功能和行为都是通过多个脑区共同参与完成的。fNIRS 用于脑网络发育的研究，主要关心的问题：在静息态下，生命早期的大脑各个区域之间如何共同协作组成脑网络，以及脑功能网络是如何发展变化的；在任务状态下，婴儿的脑网络是如何参与认知活动的；异常婴儿的脑网络与正常婴儿有什么不同等。由于脑网络的研究需要尽可能多地覆盖不同的脑区，该类研究使用的光极数相比于其他研究要更多。例如 Homae 等（2010）使用的是两片 3×10 的光极板，共 94 个测量导，呈环形放置在头的一周，能够覆盖双侧的额叶、颞叶、顶叶和枕叶各部分脑区（图 5-7）。

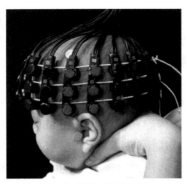
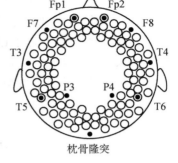

（a）光极配置实际图景　　　　　　　（b）光极配置示意图

图 5-7　婴幼儿脑网络研究常用的光极配置（Homae et al.，2011）

　　Homae 等（2010）用近红外脑成像对睡眠中的新生儿，3 个月的婴儿和 6 个月的婴儿进行静息态脑扫描，以研究静息态脑网络在婴儿早期发育的过程。结果发现，随着年龄的增长，颞叶、顶叶和枕叶中的连接增多，尤其是对侧脑区之间的连接。颞叶、顶叶和枕叶中的连接随着婴儿月份的增加显著地增多，而额叶的连接则出现了显著减少，额叶和后部脑区之间的连接成 U 形变化，即 0—3 个月显著减少，3—6 个月显著增加。通过聚类分析可以得出具有相似时间相关的区域在空间上的分布。对于新生儿来说，额叶中部出现了一个团块（cluster），在颞叶、顶叶和枕叶，在半球内部临近的通道形成了团块，但是从 3 个月开始，团块出现在双侧半球的对应位置。这种模式在 6 个月时依然如此。这一结果表明，脑网络的双侧化对称空间分布从 3 个月时形成。

　　人类的认知和行为功能是由大脑多个脑区共同参与完成的。任务相关的多个脑区共同构成一个功能网络，该网络会随着认知和行为状态的改变而变化。在语言研究领域，额叶和颞叶是参与语言加工的重要脑区，这些脑区之间存在解剖连接与功能连接，因而被认为组成了语言加工的脑网络。对于尚不会说话的婴幼儿来说，与语言加工有关的脑网络是否也参与了语言加工，这个问题可能对于理解语言习得具有重要意义。Homae 等（2011）给睡眠中的 3 个月婴儿播放语音刺激，对比了有语言刺激和无语言刺激时的脑网络变化。具体流程为第一阶段是 3 分钟的静息态扫描，第二阶段是播放 9 个句子，第三阶段还是 3 分钟的静息态扫描。对比有语音刺激阶段与第一静息态阶段，在有语音刺激的阶段，额叶和枕叶之间的功能连接显著增加，这说明额枕网络参与了婴儿期的语音加工，但是该网络的具体功能意义还有待明确。语音刺激对脑网络的影响在刺激消失后依然存在，对于第三静息态阶段和第一静息态阶段，双侧的额颞连接显著增多，这提示脑网络可能具有迟滞的特性，该特性可能与记忆、学习和发育有关。

　　除了对正常婴儿进行脑网络研究，对异常婴儿的脑网络研究对于疾病的诊断也有重要意义。Imai 等（2014）对比了足月新生儿、早产新生儿和唐氏综合征新生儿的静息态脑网络差异。实验采用两片 1×6 的光极板，每片各 5 个测量通道，以 T3 和 T4 为每片的中心，环绕头的一周，覆盖了额叶、颞叶和枕叶区域（图 5-8）。结果发现，足月新生儿和早产新生儿的总连接数没有显著差异，但是唐氏综合征新生儿的总连接数显著少于前两类新生儿。

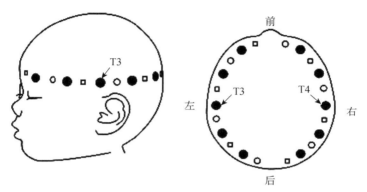

图 5-8　Imai 研究中的光极配置（Imai et al.，2014）

　　以上，是对婴幼儿 fNIRS 脑成像研究中的代表性研究的介绍。想要获得更全面的婴幼儿 fNIRS 脑成像研究，可以参考 Cristia 等（2013）发布的 fNIRS 用于婴儿研究的数据库 DataBase of Infant Functional NearInfrared Spectroscopy Studies[①]，汇总了从 1998 年开始的 fNIRS 婴儿研究。

五、fNIRS 脑发育研究注意事项

　　在看到 fNIRS 在婴幼儿脑发育研究中优势的同时，我们也要了解其局限性。第一，观测区域有限。除了 fNIRS 无法测量深部脑区的活动之外，由于婴儿头骨尚未发育完全，前后囟门附近（头骨未闭合的区域）不可以放置光极板，因此额顶叶交界和顶枕叶交界处附近的区域难以进行观测。第二，fNIRS 作为一种经颅成像技术，并不能提供受试者的大脑解剖信息。通常的解决办法是依照国际 10-20 参考系统放置光极板。然而，必须注意的是，虽然对于成年人来说，颅-脑对应关系较为明确，但是我们并不能假设婴幼儿的颅-脑对应关系与成人一致。如果明确了婴幼儿的颅-脑对应关系，那么就可以进行更加精细的激活模式分析。但就目前来说，依照国际 10-20 参考系统进行光极板的放置依然可以算是

---

① 简称 DBIfNIRS，详情请见 https://sites.google.com/site/dbifnirs/。

一种可靠的方法。第三，因为头骨厚度会影响血氧变化的探测深度和信噪比，并且厚度会随着年龄变化，因此在比较不同年龄段孩子的脑活动时，必须要谨慎考虑头骨厚度的问题。第四，头发（尤其是深色头发）会导致光的严重衰减，并且导致光极打滑，以致无法获得有效数据。对于成年人来说，实验前可以用一部分时间把头发拨开，从而使光极接触头皮。然而这对于婴幼儿来说，操作难度比较大，因为他们很可能产生哭闹等不配合的行为和烦躁的情绪，有可能会影响后续实验的进行。因此，在实际操作中，需要主试熟练程度高、耐心与父母沟通并安抚婴幼儿，必要时可采用枕颏带（图 5-9）、硅胶垫或者类似材料辅助固定光极帽，增加贴合程度、防止光极打滑。最后，还要注意一点，相比于成年人，婴幼儿的研究具有较高的受试者流失率。此外，在 fNIRS 脑发育研究中，由于数据不合格而剔除的受试者大约为 40%（Lloyd-Fox et al.，2010）。这很大程度上是因为多导 fNIRS 测量的舒适度相对较低、实验设计存在不合理性等。因此，改良 fNIRS 设备、精心设计实验是脑发育研究不可回避的问题。

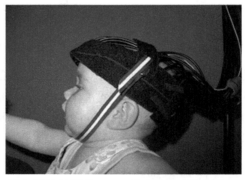

图 5-9　Birkbeck/UCL 研究组设计的婴幼儿近红外光极帽和枕颏带（Lloyd-Fox et al.，2010）

（一）实验设计注意事项

fNIRS 用于脑发育研究最大的优势就是可以让婴幼儿在清醒状态下参与到各种任务中。在设计这些任务时，最重要的是要设计合理可行的行为指标来反映内在的加工过程，比如注意朝向、注视时间、面部表情等。这样才能发挥任务研究的优势。当然，如果有一些神经活动的意义较为明确，如初级感觉区对刺激的响应、重复刺激的习惯化现象等，那么这些神经活动现象也可以帮助理解内在的加工过程。例如，习惯化范式是婴儿研究中一个比较常用范式。该范式利用神经系统在重复接受相同刺激之后会出现活动减弱的特性，通过判断神经系统对一个新刺激的反应是否减弱，来判断婴儿是否能够区分新刺激与旧刺激。一般在习惯化范式中将两个相似但不同的刺激 A 和刺激 B 配对（比如声音刺激 ba 和 pa），实验主要包括两个阶段：第一阶段为训练阶段，即将配对刺激中的刺激 A 反复呈现给婴儿，使其熟悉该刺激；第二个阶段为探测阶段，将刺激 A 和刺激 B 交替呈现给婴儿。如果婴儿的大脑在探测阶段出现了活动增强，即出现了去习惯化效应，则认为婴儿可以区分刺激 A 和刺激 B，反之则认为婴儿无法区分刺激 A 和刺激 B。由于婴儿的行为表达有限，而习惯化范式不依赖婴儿的行为反应，只取决于神经系统的反应特性，因此，习惯化范式对于理解婴儿的认知过程非常有帮助。

在实验流程的设计上，现有婴幼儿脑发育研究大多数是组块设计。对于 fNIRS 来说，由于信噪比较低，一次事件诱发的脑活动很可能被噪声干扰而不明显；加之血氧反应较慢，为了使脑活动回到基线状态，刺激间间隔需要数秒钟。因此，如果采用 ER 设计，为了得到足够的试次数，实验时间相较于组块设计可能会数倍增加，很可能超出婴幼儿的接受度和注意力维持时间。具体来说，实验流程的设计需要考虑以下几个问题：①婴幼儿注意维持时间有限，一般单次实验的总时长为 5—15min，单个组块的刺激呈现时间在 5—30s，不宜过长（Wilcox & Biondi, 2015）。②通常的基线设计不呈现任何刺激。但是在无刺激的基线阶段，无法控制婴幼儿的行为，他们可能会因为无聊和不知所措而产生不配合的行为。有研究者建议采用与实验刺激相对应的控制刺激作为基线阶段的刺激，这种方法一方面有利于明确基线阶段的神经活动意义，另一方面为提高婴幼儿的忍受程度提供了可能。③试次的持续时间与间隔时间要以血氧活动的时间特点为依据，既要保证试次内血氧活动有响应，也要保证试次之间有足够的时间让血氧活动恢复到基线水平。虽然基线的长度取决于实验刺激的长度，但是大多数婴幼儿研究者发现 10s 左右的基线长度是足够的，这一数值可供参考。④已有研究表明婴幼儿已经会对刺激产生预期，因此试次之间要采用随机间隔（jitter）避免预期效应产生的干扰，随机间隔也可以有助于排除周期性的生理噪声的影响。⑤试次数量一方面受单个试次长度影响，单个试次时间越长，婴幼儿能够接受的试次数量越少。有研究表明，当单个试次长度为 20s 时，婴幼儿可以成功完成 6—10 个试次（Wilcox & Biondi, 2015）；另外，试次数量要保证能够得到可靠的血氧响应。理想状态下（信噪比很高时），单个试次就可以得到可靠的响应，但实际情况中信噪比往往比较低，所以需要足够的试次数来增强信号的效应。然而，试次数过多又会引起习惯化效应，导致血氧响应减弱。因此，在实际应用时，在考虑信噪比的同时，尽可能以最少的试次数来确保实验效应。⑥由于婴幼儿在实验中难免出现睡着、哭闹、无法维持注意、头动等现象，在设计实验时要预先考虑到数据剔除的问题，以保证最后可用于分析的数据能够满足研究需求。

需要注意的是，针对婴幼儿的 fNIRS 实验设计是在不断发展的，人们一直致力于寻找适合婴幼儿的更可靠更精细的实验设计。比如，从最初采用简单刺激与无刺激进行对照的组块设计实验来研究睡眠中的婴儿，到逐渐开始向采用复杂刺激/任务的 ER 设计研究清醒婴儿。

（二）数据采集注意事项

在采集 fNIRS 信号时，光极板配置的一个重要参数是发射极（source）与接收极（detector）之间的距离（S-D 距离）。一般成人研究中，S-D 距离通常为 3cm。但是，婴幼儿的头皮、颅骨和脑脊液比成人薄（新生儿颅骨厚度平均仅有 6mm），不同位置的颅骨厚度也不同，并且会随着年龄的增长变厚（7 岁孩子的颅骨厚度平均为 10mm），因此在婴幼儿研究中必须依据颅骨厚度设定合适的 S-D 距离。S-D 距离的最优配置并没有定论，已有研究用于婴幼儿的多导 fNIRS 测量 S-D 距离在 1—4cm，大多数为 2—3cm。Taga 等（2007）以观测 3 岁婴儿颞叶活动为例，考察了 1—4cm 不同 S-D 距离的配置，结果发现 S-D 距离为 2cm 时，观测到的皮层活动敏感性最高。然而，要注意的是，S-D 距离取决于发射光强度、受试者的年龄和测量脑区的位置这三个因素，并没有绝对的最优参数，详细讨论请参考综述（Lloyd-Fox et al.，2010）。

在放置 fNIRS 光极板时，对于 2 岁以内的孩子最重要的是要避开囟门及其附近的区域，防止造成脑损伤。其次，在依据研究问题确定感兴趣脑区时，现有研究通用的方法是参考国际 10-20 参考系统（图 5-10）。

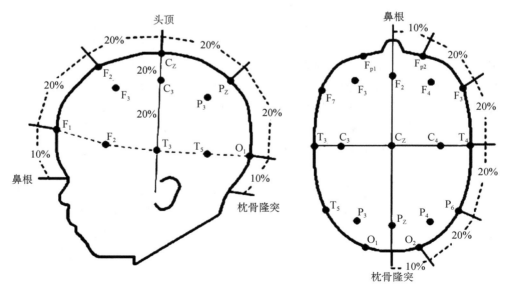

图 5-10　婴儿头壳上的国际 10-20 参考系统示意图（Wilcox & Biondi，2015）

如果需要获得观测区域的解剖信息，需要采用与受试者年龄相仿/头尺寸相近的脑模版，具体请见 6 个月正常发育婴儿脑模版[①]，2 周及之后多年龄段的脑模版[②]。

第二节　社 会 交 互

在真实的社会交互过程中，人与人之间形成了一个动态的复杂交互系统。利用 fNIRS 技术的高生态效度优势，可以在更好的自然场景中观测人脑的交互过程。根据研究对象涉及的个体数量的不同，可以分为单脑研究和多脑研究。单脑研究着重于揭示在更自然的社交场景下交互个体的脑活动，而多脑研究更侧重于勾勒多个个体之间脑活动的关联性。

一、社会交互：fNIRS 单脑研究

利用 fNIRS 的高生态效度，研究人员可以运用更贴近现实的实验设计来研究社交中的大脑，更好地揭示社会交互的脑机制。现在 fNIRS 常用来研究的社交场景包括：面对面言语交流、社会决策、欺骗和协同运动。

（一）面对面言语交流

言语交流在日常的生活中是发生频率最高的社会交互活动之一。Suda 等（2010）发挥 fNIRS 高生态效度的优势，设计了一个自然场景下的面对面言语交流（face-to-face conversation）任务，从个体水平上探究了有哪些功能脑区参与了该过程（图 5-11）。两名受试者面对面坐着，像日常生活中朋友聊天一样，围绕一个主题进行交流，两人轮流发言，每人每次说 15s，每人发言 6 次，当对方发言时候另一方安静听着即可。实验前两人被隔板隔开，实验开始后隔板撤走，两人可以看到彼此。对照实验条件下，受试者会做一些无意义的发音。在实验过程中，其中一名受试者佩戴一个 3×11 的光极板，共 52 个通道，最下面一排光极沿着国际 10-20 参考系统中的 Fp1-Fp2 这条线放置，覆盖在额叶和颞叶。共记录了 30 名受试者的神经信号。

---

① 　6 个月正常发育婴儿脑模板：http://ilabs.washington.edu/6-m-templates-atlas。
② 　2 周及之后多年龄段的脑模板：http://jerlab.psych.sc.edu/NeurodevelopmentalMRIDatabase/。

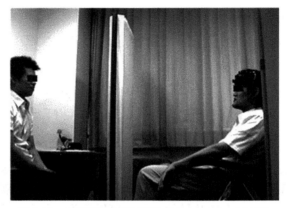

图 5-11　言语交流试验场景（Suda et al.，2010）

在数据处理阶段，分别取出两种发言条件下 180s 的数据进行平均，然后逐导进行配对样本 t 检验。实验结果显示，相对于控制条件，面对面交流条件下内侧前额叶和颞上皮层的神经活动有着显著的升高，而两种条件在 Broca 区并没有显著的差异。以往研究表明，内侧前额叶和颞上皮层两个脑区跟社会认知相关（如心理理论）。因此该结果说明内侧前额叶和颞上皮层的参与并非由简单的言语本身而引起的，更可能与社会交互有关。

（二）社会决策

决策几乎是我们每个人每天都在做的事情。一日三餐吃什么，购物时买什么不买什么，学什么专业，从事什么职业等，都需要我们做出决策。人的决策过程可以通过经济学理论（economic theory）进行解释。但人是生活在高度复杂的社会环境下的，决策的过程也往往会受到社会环境因素的影响，在社会环境下探究人类的决策过程（decision making）是更符合现实生活意义的。该领域多采用决策类的游戏来进行研究，其中较为经典的游戏范式就是囚徒困境（prisoners dilemma，PD）。

2013 年，Nagatsuka 等（2013）分别采用了囚徒困境以及囚徒困境的变形范式，利用 fNIRS 探究了 12 名受试者在进行决策游戏时的神经响应。该游戏由两名玩家参与，对于每个玩家而言，每次决策都有两种选择，合作或者背叛。如果两人都选择合作，则每人可获得 1700 分，若两人都选择背叛，则每人获得 1000分，如其中一人选择合作，另一人选择背叛，则选合作的人得 850 分，选背叛的人得 1850 分。以上为囚徒困境范式。囚徒困境范式的改进形式则是在此基础上增加了认证环节，即在每次做完决策之后，对手的选择都会反馈给受试者，并询问受试者是否认可这个结果。如果两人都选择认可，则维持该轮两人原有的决策结果，若其中有一人选择反对，则就把该轮的结果判定为两人都选择了背叛，即两人各得 1000 分。

在 PD 游戏中，每轮首先呈现一个 5s 的注视点，此时为休息段，紧接着出现一个 10s 的提示，告诉受试者这一轮是否有认证环节，然后是决策阶段 30s，由受试者决定是选择合作还是背叛。在囚徒困境范式的改进形式游戏中，前面三个环节都相同，只是在 30s 的决策之后加了一个 20s 的认证环节，反馈给受试者这一轮他和对手的选择，然后由受试者决定是否认可该结果。两种游戏共进行 6 次，总时长为 10 分钟左右。实验过程中，一个 4×7 的光极板佩戴在受试者的额叶，共计 45 个通道，最下面一排光极沿着国际 10-20 参考系统中的 Fp1-Fp2 这条线放置。

行为结果表示，在 PD 游戏中，12 名受试者中有 10 人总是选择背叛，而另外 2 人总是选择合作；但在囚徒困境范式的改进形式游戏中，12 名受试者都选择了合作。游戏规则的改变使得受试者的决策行为发生了改变。根据行为结果将 12 名受试者分成两组，在 PD 中选择背叛的 10 人为一组，另外 2 人为一组，分别进行激活区检测的群组分析。结果如下：10 人一组的在 PD 游戏中表现为右侧前额叶和左侧的腹内侧前额叶有显著激活，而在囚徒困境范式的改进形式游戏中，无显著激活脑区；2 人一组的无论在哪种游戏中都无显著激活的脑区。以上结果说明，在进行决策时，选择背叛激活了右侧前额叶和左侧的腹内侧前额叶，前人研究提示这些脑区都参与社会认知过程的加工，其中包括对情绪的感知。Nagatsuka 等（2013）认为，当选择背叛时，受试者感受到了冲突或者是不愉快的情绪体验，故而激活了相关脑区，而在选择合作时，就没有这种冲突感或者不愉快的感觉，故而没有激活。通过该研究我们可以知道，在社会环境下进行决策时，由于自身的决定会对他人产生影响，背叛的决定会带来冲突感或不愉快感，这种负性的情绪体验主要体现在右侧前额叶和左侧的腹内侧前额叶的激活上。

（三）欺骗

欺骗（deception）行为是我们日常社会交互过程中普遍发生的一种社会行为。人们会出于对自我的保护或者自身的利益等而欺骗他人，当然也有出于善意的欺骗。欺骗的行为学研究由来已久，但是对其神经机制的研究相对来说起步较晚，各类欺骗过程中究竟涉及哪些脑区的参与也并不完全清晰。

Ding 等（2014）设计了一个真实的交互场景，利用 fNIRS 探究了二阶欺骗（second-order deception）过程中所涉及的功能脑区。二阶欺骗是指，在明知对方已经十分清楚你的欺骗意图的情况下，依然去欺骗对方。该研究让两名参与者面对面坐着，共同完成一个猜硬币的游戏，两人分别扮演欺骗者和受骗者。两人是竞争的关系。欺骗者要通过欺骗行为误导对方猜错硬币的位置，从而使自己获得更多硬币，猜对则硬币归受骗者所有。在该实验中，受骗者是明确知道对方的欺骗意图的。实验流程如下：①受骗者闭眼，此时欺骗者随机将一枚硬币藏于左手或右手；②受骗者睁开眼睛；③受骗者问欺骗者硬币在哪只手里面；④欺骗者作答（说真话或者假话）；⑤受骗者根据回答来猜测硬币的位置。

实验分为两种条件：一种是欺骗条件，在此实验条件下，欺骗者被告知对方是知道他的欺骗意图的，故在第四步回答问题时，欺骗者可能会选择时而说真话时而说假话，以此来迷惑对方。换言之，在这种实验条件下，欺骗者的最终目的都是欺骗对方，只是采用的策略可能是说真话也可能是说假话。另一种实验条件是作为对照的无欺骗条件，这时，欺骗者被要求每次回答都要说真话，这种条件下二者也不存在竞争关系，因为没有任何钱物的奖励。欺骗条件重复 30 次，对照条件重复 15 次。整个实验过程中，一个 4×4 的光极板（共 24 个通道）覆盖在欺骗者的额叶。光极板最下面的一排光极沿着国际 10-20 参考系统中的 Fp1-Fp2 这条线放置。

通过 GLM 的分析方法，条件间对比结果显示：①欺骗条件相比无欺骗条件，在前额叶的右侧额上回有更强的神经活动。右侧额上回参与高级的认知加工，尤其是执行功能。②同样是在欺骗条件下，同样是以欺骗对方为目的，受试者有时采取说真话的策略，有时采取说假话的策略，在假话策略下受试者的右侧额中回有更强的神经活动，额中回也是负责执行功能的一部分。③同样是在欺骗条件下，从欺骗的结果来看，欺骗成功会激活前额叶大片区域，主要涉及奖赏系统相关脑区。④同样是在欺骗条件下，同样是欺骗失败的结果，说真话欺骗失败比说假话欺骗失败右侧额上回有更强的神经活动。总体来说，二阶欺骗过程中主要参与的功能系统包括执行功能相关的右侧额上回、额中回，以及奖赏系统相关的脑区。

（四）协同运动

协同运动（joint action）也是生活场景中常见的一种社会互动，该过程至少由两个人共同完成，需要彼此在时间和空间上相互协调配合，如两人一起搬运重物。

Egetemeir 等（2011）利用 fNIRS 结合一个真实场景下的实验任务-餐具摆放任务（图 5-12），从个体角度探究了 17 名受试者在完成协同运动时的神经活动。研究的科学假设是模仿过程（simulation）在完成协同运动时是必要的。已有研究表明负责模仿过程的脑区主要有镜像系统中的 IFG 和 IPL，而鉴定这些脑区的方法是它们同时参与了运动执行和运动观看过程。故而，该研究的目的可以理解为探究协同运动过程是否有镜像系统相关脑区的参与。

在餐具摆放任务中，两名受试者面对面坐着，每人面前有一套餐具，包括 5 个物体，分别是大盘子、小盘子、餐巾、叉子和杯子。5 个餐具的摆放位置和摆放顺序是固定的。第一次摆放时，受试者把餐具按照指定的顺序分别从左手边摆放到右手边，第二次时再把餐具从右手边摆放回来，这样来回重复几次。所有动作都用右手来完成。

实验共分为 4 种实验条件：①自己执行（solo action condition=SA），单个受试者自己进行餐具摆放的任务；②观看条件（observation condition=OBS），观看对面的人进行餐具摆放；③协同完成 1（joint action condition with alternating movements=JA），两个受试者协同完成参加摆放，但是采用交替执行，一个受试者摆放第一个物体，另一个受试者摆放第二个，直到 5 个物体摆放完毕；④协同完成 2（joint action condition with simultaneous movements=JA_{sim}），两个受试者共同拿着餐具，摆放到指定位置。采用组块设计，4 种实验条件顺序随机出现，每种条件重复 8 次，每次（每个组块）包括 15s 的休息和 15s 的任务。

整个实验只记录其中一名受试者的神经信号。一个 3×11 的光极板（52 个通道）放置在受试者的左半球。其中，光极板最下面一排正中间的光极对准国际 10-20 参考系统中的 T3，整个光极板沿着 Fz-Oz 连线的前后走向放置。由于前人研究表明受试者在用右手完成任务时，左侧半球的血氧响应更强，此实验中光极主要覆盖了左侧额叶、颞叶和顶叶。

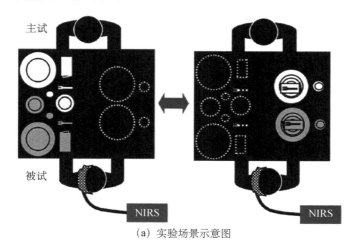

（a）实验场景示意图

（b）组块设计中不同实验条件的时序排布图

图 5-12　餐具摆放任务示意图（Egetemeir et al.，2011）

数据分析时，休息段取任务前的 10s 作为基线，任务段取前 13s 数据，分别进行平均，平均后任务段的血氧信号强度减去基线段的强度得到每种条件下血氧信号的相对变化量。根据要回答的问题，把不同条件的血氧信号相对变化量进行两两比较。

对比后的结果显示：相比受试者单独完成任务，两名受试者交替协调完成任务时显著激活的脑区还包括了顶下小叶、颞上回、颞中回和额中回。那么，在这些参与了协同运动的脑区中，是否有脑区是镜像系统相关的呢？为此，研究中又分析了上述脑区中哪些脑区同时参与了单独的运动执行（SA）和运动观看（OBS）条件。结果发现，在以上发现的脑区中顶下小叶是同时参与了 SA 和 OBS 条件。通过以上结果验证了文中假设，即协调运动过程中确实有镜像系统的参与。可能的解释是由于镜像系统的功能意义在于理解他人的动作，这有助于协同运动的完成。

二、社会交互：fNIRS 多脑研究

在真实的社会交互过程中，人与人之间形成了一个动态的复杂交互系统。这个系统并不等同于单个个体的简单相加。在复杂的动态交互过程中，会涌现出许多个体所没有的特性，如共同的目标、共同注意、同步行为、自我边界感的减弱等。因此，除了要关注与社会交互有关的个体的神经活动规律，也要关心这个复杂的交互过程，以及在此过程中体现出来的交互双方脑活动之间的耦合关系。因此，实现从"单脑到多脑"的跨越，才能更加全面和深刻地理解社会交互的神经机制。

由于 fMRI 等脑成像方法的技术限制（一次只能完成一名参与者的扫描），最早的双脑交互研究采用了"重复交互行为过程，每次扫描一名参与者"的做法来记录交互过程中交互双方的脑活动。但在复杂人际交互过程中，参与其中的个体心理和行为会随着实时信息传递而变化，这种特异于当前交互状态的耦合关系很难在 fMRI 实验中复现。因此，需要能够在人们进行真实的社会交互时，同时记录所有参与者的行为表现和大脑活动的技术手段。近年来出现的基于 fNIRS 的多脑成像技术（fNIRS-hyperscanning）能够在自然交互场景下同时记录两个或多个参与者的神经活动，确保了研究者尽可能完整地获取交互过程中的信息。此外，伴随 fNIRS 多脑成像技术的出现，一些崭新的数据分析角度和方法也被开发出来。其中脑间连接（hyperlink）是最具代表性的方法（详见第六章 fNIRS 前沿技术专题的多脑成像部分）。脑间连接是交互双方神经活动的耦合关系的总称，脑间连接的高低代表交互过程中交互双方神经活动耦合的强弱。越来越多的结果提示，脑间连接与各种社会交互关系都有着密切的联系。fNIRS 的多脑成像

技术以及相关的脑间连接度量方法的出现和发展，极大地推动了社会交互神经机制研究的发展。

社会交互过程是人与人之间进行信息传递的过程，按照信息传递的时间结构，可以将交互过程分为同步交互（concurrent interaction）与交替交互（turn-based interaction）两大类。同步交互要求参与者的行为在时间上同时发生，如动作协同、注意协同、目光交流、合唱等。交替交互时，参与者轮流做出某种行为，每个参与者的行为和其他参与者可能并不相同，但是呈现互补的特性，如多人游戏、社会决策、言语交流等。下面将对这两类社会交互过程的双脑（多脑）研究进行介绍。

（一）同步的社会交互：协同运动

协同运动（joint action）是一种最基本的同步交互形式。Cui 等（2012）利用 fNIRS 多脑成像技术探索了人们在合作与竞争协同按键任务中的脑间同步性差异。该研究采用了双人按键任务，由两名受试者同时完成。当屏幕上出现灰色圆圈时，当前试次开始，当圆圈变为绿色时，两名受试者要快速按键反应，按键之后将得到胜负反馈。该任务分为合作、竞争和单人条件。在合作条件下，两人按键的反应时要小于规定阈值才能得分；在竞争条件下，按键反应时较短的受试者得分；在单人条件下，其中一个受试者要尽可能快地按键，另一人被动观看。每个条件进行 20 个试次，顺序随机，每完成 20 个试次休息 30s。在双人按键任务的同时，用一台近红外脑成像设备同时记录两名受试者前额叶的活动。每个受试者佩戴一块 3×5 的光极板，由 8 个发射极与 7 个接收极组成 22 个测量通道，光极间距 3cm。光极板覆盖受试者的前额叶，中间一列光极沿大脑中线，最下沿一排光极与眉毛上沿对齐。用小波相干的方法计算两名受试者同源测量通道的同步性，结果发现只有合作条件下脑间同步性显著增强（相比于休息阶段），这种增强出现在右侧额上皮层。从行为结果来看，竞争条件的按键时间差显著小于合作条件，所以该同步性的增强并不是简单运动同步导致的。

为了更好地表明脑间同步性对理解交互过程的意义，该研究还对比了单脑结果与脑间同步性。单脑的小波分析表明，单脑在任务段与休息段并没有出现与任务频率（3.2—12.8s）有关的变化，但是脑间同步性清晰地表现出任务特异的模式，即在合作阶段在任务频率上同步性明显增强。该研究用 fNIRS 多脑成像技术发现了在合作协同按键时右侧前额叶的脑间同步性增强的现象，为理解社会交互的神经机制提供了新的证据。

用 Cui 等的范式，Cheng 等（2015）和 Baker 等（2016）分别探索了性别对合作按键的影响。在这两项研究中，受试者被分为男-男组、男-女组、女-女组。在行为表现上，研究者均发现男-男组的合作表现最优。在神经过程上，Cheng 等（2015）的研究发现男-女组在额极、眶额皮层和左背外侧前额叶出现了任务相关的脑间同步性。Baker 等（2016）的研究发现女-女组在右侧颞叶出现了同步性增强，男-男组在右侧额下皮层出现了同步性增强。Pan 等（2017）探索了亲密关系对合作按键的影响。同样是采用 Cui 等的实验范式，Pan 等将受试者分为陌生人、朋友和情侣三组，性别搭配都是男-女配对。每个受试者佩戴一块 3×5 的光极板，光极板中心位置在国际 10-20 参考系统中 C4 点的正上方。结果发现，合作按键的反应时差异在情侣间最小、朋友间次之、陌生人间最大。只有情侣组在任务阶段出现了脑间同步性的增强，并且脑间同步性与合作按键的时间差呈显著负相关，即按键时间差越小，脑间同步水平越高。此外，Pan 等（2017）用格兰杰因果分析的方法考察了情侣间脑间连接的方向性。结果发现女性到男性的脑间同步性强于男性到女性的同步性，结合行为上男性的按键要慢于女性，可推断交互信息主要是从女性传递到男性，男性需要更多的时间适应女性的反应。

（二）同步的社会交互：目光交流

目光交流（eye contact）是社会交互中非常重要的社会线索。目光在人类信息加工中具有很高的优先等级，因为面孔所携带的注意指向、社会与情绪信息、交流意图等信号都能通过目光传递。对于非言语交流来说，目光更是传递信息的重要媒介。Hirsch 等（2017）对比了"在线"的目光交流（eye-to-eye）和"离线"的目光接触（eye-to-picture）两种过程。依据交互脑假说，该研究提出了两个假设，一是脑内功能特异性假设，即 eye-to-eye 过程涉及脑内特异的功能区域；二是脑间功能同步假设，即 eye-to-eye 过程涉及特定脑区之间的同步。实验过程中，用 fNIRS 多脑成像技术同时观测两名受试者的额叶和颞叶等区域。具体测量脑区由三维定位仪获得，包括背外侧前额叶、布洛卡区、威尔尼克区、运动皮层等。对于脑内功能特异性假设，结果发现第 28 导（左侧运动前区/辅助运动区）在 eye-to-eye 条件下激活强度显著高于 eye-to-picture 条件，这一区域与语言产生有关。功能连接结果发现在 eye-to-eye 条件下，该区域与同侧和对侧的颞叶存在显著的连接，与语言加工系统的布洛卡区和威尔尼克区有关。对于脑间功能同步假设，结果发现 eye-to-eye 条件下，颞中回与颞上回、缘上回与颞上回、颞中回与运动前区之间的脑间同步水平显著高于 eye-to-picture 条件，并且这些脑间同步是同伴特异的（即在随机打乱的同伴之间不存在），出现同步性的脑区与语言的产生与接收有关。该研究从脑内与脑间两个层面探索了目光交流过程的神经机制，为理解人与人之间实时的目光交流提供了新的神经证据。

（三）交替型社会交互：双人游戏

Liu 等（2015）采用圆盘游戏探索了交替社会交互中，合作与竞争条件下不同角色之间的单脑活动与脑间同步性的差异。在双人游戏（turn-based game）中，需要挪动游戏中的可用圆盘，摆出一定的目标图案。该研究设计了合作 / 竞争 / 单人三种模式。在合作条件下，一人为建造者，另一人为合作者，建造者先移动自己的圆盘，合作者随后挪动自己的圆盘帮助建造者搭建目标图案，两人轮流操作。在竞争条件下，一人为建造者，另一人为干扰者，依然由建造者先移动自己的圆盘，随后干扰者要挪动自己的圆盘阻碍目标图案的完成。在单人条件下，每人独自完成游戏。实验采用组块设计，每种条件随机出现。在实验过程中，每位受试者佩戴一块 2×7 的光极板，两侧最下方的测量导覆盖于国际 10-20 参考系统的 T3 和 T4 点上。该研究主要关注左右两侧的额下回和两侧顶下小叶，因为这两个脑区是镜像系统中的区域，在社会交互中起到重要作用。其中，额下回主要参与理解他人意图与情绪，顶下小叶主要与观点采择和区分自我 / 他人有关。脑间同步性结果表明，只有在竞争条件下，双侧额下回和顶下小叶表现出显著脑间同步性。这可能是因为在竞争中人们需要主动且深入理解对方的意图，所以引起了脑间同步的增强；而在合作过程中只需要被动跟随对方的行为，不需要过多地揣测他人心理过程，所以脑间同步性没有出现显著增强。

由于与先前 Cui 等发现在合作条件下存在脑间同步性增强的结果相矛盾，为了进一步探索结果的不同，Liu 等（2017）进行了后续研究。除了同步社会交互与交替社会交互的差别，Liu 等将实验范式进行了改进。考虑到建造者总是先于同伴做反应，这可能导致合作条件下合作者动机水平不高，该研究取消了不对等的角色设置，在合作条件下两人轮流移动自己的圆盘共同完成目标图案，在竞争条件下两人要试图用自己的圆盘尽可能多地占领目标图案位置，同时，还加入了共情特质的测量。该研究扩展了观测脑区，用包含 94 个观测导的自制光极帽覆盖了受试者的双侧额下回、双侧顶下小叶和双侧颞上沟，不仅包括镜像系统，也包括心理理论系统。结果发现，竞争条件下反应用时长于合作条件，竞争条件下右侧额下回和颞上沟激活强度大于合作条件，这说明竞争条件认知负载高于合作条件。脑间同步性分析发现，相比于随机时间序列，竞争条件下右侧顶下小叶和右侧颞上沟出现了显著脑间同步性，合作条件下左侧顶下小叶，右侧颞上沟和双侧额下回出现了显著脑间同步性；对比竞争与合作条件发现，竞争条件在右侧顶下小叶和右侧颞上沟的脑间同步性更强，合作条件在双侧额上回脑间同步性更强。总的来说，右侧颞上沟在合作和竞争条件下都起到了重要作用，这可能与联合注意和意图理解有关，右侧顶下小叶对于竞争更重要，因为竞争条件需要更多的对他人意图的推断。此外还发现，只有在竞争条件下，共情特质和行为表现的关系才受到脑间同步性的调制，即共情可能提升了竞争条件下双侧额下回的同步性，从而影响了行为表现。

Liu 等（2016）用叠叠乐这种常见的游戏方式，探索了在自然真实条件下伴随言语沟通的社会交互过程的脑间同步性。叠叠乐游戏开始时，积木条完好地堆成一个柱形，在游戏过程中，每次由一名玩家抽取一根积木条并放到最上面，游戏目的是尽可能堆得更高。在该研究中，游戏分为三种条件：合作、竞争、单人模式，合作和竞争条件由两人共同完成，在游戏过程中两人要用言语告诉对方自己的策略，单人模式由一个人完成，在游戏过程中自己叙述策略。同时，该研究还设计了对话条件作为控制条件。在实验中，每位受试者佩戴一块 2×3 和一块 3×3 的光极板，分别覆盖右侧颞叶和右侧前额叶。结果发现，相比于单人条件和对话条件，合作与竞争条件都发现了右侧前额叶（尤其是 BA8 区）的脑间同步性增强，这提示该区域参与了目标导向的复杂社会交互和决策过程。在合作条件下，还发现了背内侧前额叶（BA9 区）的脑间同步性增强，这可能与合作过程中心理理论过程的需求有关。

（四）交替型社会交互：决策

面对面互动是一种最常见的社会交互形式。面对面为交互者提供了丰富的外在线索，如面部表情，身体姿态等，降低了社会交互中的不确定性，从而能够促进对他人意图的理解。Tang 等（2016）采用最后通牒游戏（ultimatum game）范式，对比了面对面这一因素对脑间同步性的影响。最后通牒游戏的基本形式是，两个参与者共同分享一笔钱，其中一个人是提议者，由他提出分配方案，另一人是回应者，由他决定是否接收分配方案。如果接受，两人就按照分配方案获得收益，如果拒绝，两人都将一无所获。Tang 等在这一经典最后通牒游戏范式基础上，加入了两个新的阶段：一是在提议者给出分配方案之前，由他决定是否进行欺骗（是否要将真实的钱数告诉对方）；二是在回应者作出决定之前，让双方对对方的心理过程进行判断，即让回应者判断提议者是否诚实，让提议者判断回应者是否接受。这两个阶段的加入能够帮助研究者测量人们是否能够正确理解他人意图。所有的受试者被随机分到两个条件：一个是面对面条件，在该条件下，两名参与者能够看到对方，并且分配者用口头交流的形式告诉对方总钱数和分配方案；另一个是非面对面条件，两名参与者被一个挡板隔开，所有的反应都通过按键完成。由于这一游戏需要不断揣测对方的意图，所以与此过程相关的右侧颞顶联合区是感兴趣脑区，由一块 2×3 的光极板覆盖；同时研究者选择了背外侧前额叶作为对照脑区，由一块 3×3 的光极板覆盖。实验结果发现，面对面促进了参与者之间意图的共享，促进了对对方的积极信念，并最终提升了实际获得的收益，同时也增强了右侧颞顶联合区的脑间同步性，并且共享意图与右侧颞顶联合区的脑间同步性呈显著正相关，在背外侧前额叶没有发现面对面带来的同步性增强效应，也没有发现与行为表现的关联。这一研究表明，面对面提供了与他人分享心理状态的线索，能够促进人与人之间的理解，潜在的神经过程表现为参与理解他人意图的脑区在人与人之间出现同步性。

在生活中，我们总是需要作出决策来获得收益避免损失。有些决策只是有一些不确定性，而另一些决策可能还存在一定风险。已有研究发现，对于风险决策，女性相比于男性更愿意作出回避风险的选择。Zhang 等（2017a）用扑克牌赌博范式，研究了性别对风险决策的脑间同步性的影响。在该赌博游戏中，每次由相同性别的两名受试者参与。参与双方先被给予一定数量的本金，然后被随机分配为先手和后手。在每一轮中，实验者会发给参与者每人一张扑克牌，先手可以看牌，并且决定下多少赌注，后手不能看牌，只能根据先手的赌注决定是否跟随下注。如果后手下注，那开牌之后谁的牌大谁就能赢得所有赌注，如果后手不下注，就由先手自动获得赌注。由于双人的风险决策过程涉及冲动行为，认知控制以及对他人意图的揣测，所以该研究将与这些过程有关的前额叶和颞顶联合区作为感兴趣区，分别用一块 3×3 和一块 2×3 的光极板覆盖。结果发现，在寻求风险时，女性和男性的前额叶脑间同步水平都显著高于回避风险时，对于女性来说，还出现了左侧颞顶联合区脑间同步水平显著升高。这一结果提示男性在风险决策时，主要关注的是游戏本身，这一过程需要认知控制的参与。而女性在风险决策时，除了关注游戏本身，还会关注对方的状态，所以还会有揣测他人意图的过程。在后续研究中，Zhang 等（2017b）发现，在游戏过程中，女性之间的目光交流要显著多于男性，这也验证了女性在风险决策时会更多地揣测他人意图。由于这一赌博游戏给了先手作出欺骗性选择的机会，Zhang 等进一步研究了主动欺骗的效应。结果发现，相比于诚实，欺骗会使左侧颞上沟的脑间同步性增强，这一效应在女性中更加明显。

（五）交替型社会交互：言语交流

在进化过程中，面对面交流是人们进行沟通的重要形式。然而随着技术的发展，比如手机和网络的出现，其他的交流形式（短信、电话、邮件等）越来越多地占据了人们的生活。然而，面对面交流具有其他交流形式所不具有的特点，一是如前所述，面对面提供了更多的非言语线索，如面部表情、身体姿态等，这些线索能够促进对他人的理解并及时对自己的行为做出调整；另一个特点是面对面的交流相比于其他形式连续性更强，从而使交流者的卷入感更强。这两个特点可能都会影响交流过程中的行为和神经过程。Jiang 等（2012）研究了自然情境中的面对面言语交流（verbal communication）的脑间同步性特点。在实验中，两名受试者分别进行面对面对话、背对背对话、面对面独白和背对背独白。由于语言加工在大脑中存在偏侧化现象，因此该研究主要关注的是左半球，包括左侧额叶、颞叶和枕叶。结果发现，只有在面对面交流时，左侧额下回出现了显著的脑间同步性增强，其他条件都没有出现这一效应。进一步探究这种脑间同步性的意义，研究者发现在面对面交流时，交互行为（如面部表情、手势、顺序交换等）出现的阶段比非交互行为出现时，左侧额下回的同步水平更高，而且脑间同步性能够很好地预测交互行为的出现。总的来说，这一研究表明面对面交流在人与人间具有独特的神经表征，这些都是其他交流形式不具备的。

此后，Jiang 等（2015）又采用无领导小组讨论的范式，探索了领导者产生与脑间同步性的关系。在该研究中，三名受试者组成一个小组，针对指定话题展开讨论，每人佩戴一块 2×4 的光极板，覆盖左侧的额叶-颞叶-顶叶的部分区域。结果发现，相比于没有产生领导者的小组，自发产生领导者的小组在左侧颞-顶联合区的脑间同步性显著增强。对该同步性进行方向性分析发现，领导者起到了更主导的作用，跟随者表现出更多的跟随效应。进一步分析脑间同步性与行为的关联可以发现，由领导者发起的交流阶段比由跟随者发起的交流阶段脑间同步水平更高，由领导者发起的交流所伴随的脑间同步性与领导者的沟通能力和胜任力呈显著正相关。最后，在讨论最开始的半分钟内，就能够通过脑间同步性和交流频率预测领导者的产生。这一研究表明，领导者的产生与脑间同步性有密切关系，这与领导者能够通过自己良好的沟通能力实现与他人的合作有关。

在教学中，言语交流是一种重要的信息传递形式。但是传统的成像技术很难实现在自然场景中研究老师与学生进行言语交流的过程。Holper 等（2013）采用便携式的 fNIRS 设备，在老师与学生进行自然交谈的过程中，记录他们的脑活动。在该研究中，老师采用苏格拉底式的对话教学法，教授学生一些有关数学的知识。在交谈过程中，老师和学生都佩戴包含 4 个测量导的 fNIRS 光极板，从而记录其左侧前额叶的活动。实验者根据教学结果，把受试者分为知识成功传授组和未成功传授组。结果发现，成功传授组的老师和学生之间的脑间同步性显著高于未成功传授组。这是第一个在自然教学场景中研究老师与学生脑活动的研究，提示了脑间同步性与知识的传递有关。

目前，fNIRS 多脑成像已经应用到各种各样的自然交互场景中，并且普遍发现人们在进行社会交互时存在脑间同步的现象。总的来说，目前研究者主要关心的有两方面问题：一方面是交互模式对脑间同步性的影响，比如同时交互与交替交互，合作与竞争，面对面交互与非面对面交互等；另一方面是受试者属性对脑间同步性的影响，比如性别、角色、共情特质、亲密关系等。从这些研究可以看出，利用 fNIRS 多脑成像进行社会交互研究的实验范式生态效度高，非常接近或者等同于真实生活中的交互场景。这一方面大大拓宽了传统社会神经科学的研究领域，为研究者探索各式各样社会交互过程的神经表征提供了便利的条件；另一方面也需要注意高生态效度可能带来的问题，比如很难对复杂的交互行为进行严格的实验操控，很难对动态的交互精确设计交互事件的节点等。这就需要研究者合理设计对照条件，尽可能使实验效应来自自己所关心的变量，同时尽可能全面记录实验过程（如录音、录像等）（Jiang et al.，2012，2015），为实验后的交互行为分析提供充分的数据。在数据采集与分析方面，多脑成像技术使研究者能够从两个层面理解社会交互的神经机制（Crivelli & Balconi，2017；Hirsch et al.，2017）：一个层面是单脑，即在社会交互过程中个体脑的参与区域和活动特点；另一个层面是双脑（多脑），即交互过程中的脑间连接（多脑网络）的各种属性。这里需要注意的是，对于脑间连接功能意义的解释尚不明确。研究者认为脑间连接的来源可能有：①社会交互本身；②社会交互中的共同环境因素（如相同的外部刺激或动作）；③随机因素等（Liu & Pelowski，2014）。因此，在对脑间连接进行解释时，要结合实验设计中的不同交互条件、交互阶段与非交互阶段、真交互受试者对（pair）与随机打乱受试者对等因素的对比来排除不感兴趣的脑间连接来源。在未来，fNIRS 多脑成像可能被应用到更多样的交互场景中，比如竞技体育、乐器演奏等（Balardin et al.，2017）；可以利用 fNIRS 设备可扩展性强的特点，进行更大规模群体交互、多地远程交互的研究（Duan et al.，2015）；将 fNIRS 多脑成像与神经反馈相结合的脑间耦合神经反馈技术，也是一种对理解脑间同步性的功能意义、治疗伴随社交障碍的精神疾病极具潜力的技术（Duan et al.，2013；Liu & Pelowski，2014）。

第三节　高生态效度下的一般认知过程研究

各式各样的认知过程伴随着我们生活的每一天，对其神经机制的研究可以帮助我们认识自身的行为。由于真实生活场景复杂多变，在接近自然的状态下研究认知过程的神经机制对理解人脑的工作模式更具有现实意义，其研究结果更容易在真实生活中推广，即生态效度高。fMRI 成像技术无法完成此类状态下认知过程的研究。而 fNIRS 设备具有轻便、灵活、便携、可移动、对头动不敏感等特点，使其成为此类研究的理想工具。本章节主要介绍两类高生态效度研究：①日常运动中的走路（walking）/跑步（running）；②高级认知功能中的记忆，这两类研究都充分利用了 fNIRS 的技术优势。下面我们就这两类问题分别选取代表性的例子进行介绍。

一、日常运动研究–走路/跑步

走路/跑步是我们日常生活中最基本、最常见的日常运动。对其神经活动规律的研究有利于我们更好地理解自身的运动行为。自然状态下的走路/跑步是一个连续的复杂过程，动作幅度大，所需的空间自由度高，fNIRS 的出现为研究这种日常运动的神经活动规律提供了一种可能性。

Miyai 等（2001）第一次用 fNIRS 探究了健康成人在走路（walking）这样一个动态过程中的脑活动模式。在该研究中，8 名受试者被要求在跑步机上以 1km/h 的速度走路，同时用 fNIRS 记录他们的脑活动（图 5-13）。实验中光极板（包含 30 个通道）放置在双侧额叶和顶叶区，覆盖区域主要包括双侧的 M1、PMC、SMA、S1 和 SPL。激活结果显示：在走路时，双侧的 M1、S1 和 SMA 的[HbO$_2$]均显著增加。这项基础性研究揭示了参与走路这项日常运动的功能系统，同时，也让我们看到了 fNIRS 被应用到日常运动研究中的可行性（Miyai et al.，2001）。

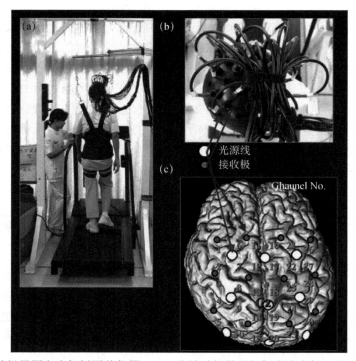

图 5-13　实验场景图和光极板覆盖位置。（a）为被试佩戴光极帽在跑步机上行走的实验场景；（b）为实验光极帽设计；（c）为各光极在解剖 MRI 脑成像上的投影（Miyai et al.，2001）（见彩图 5-13）

自然状态下的走路是一个连续、动态、复杂的过程，包含诸多运动参数。在了解了走路过程中的基本脑活动模式之后，运动参数对走路时脑活动的影响也陆续被大家关注。Suzuki 等（2004）探究了速度对走路时大脑活动的影响。9 名健康成人受试者分别参与 3 项不同任务：以 3km/h、5km/h 的速度在跑步机上走，以 9km/h 的速度在跑步机上跑步（running）。同时，用一个 42 通道的 fNIRS 设备测量大脑皮层的活动情况。光极板覆盖位置主要包括 PFC、PMC 及双侧的感知运动皮层（sensori-motor cortex）。分析结果表明：在 3 种不同速度下，双侧的 M1 和 S1 均呈现显著激活，并且三种速度下的激活水平没有显著差异，说明 M1 和 S1 的活动是不受速度影响的。在以 9km/h 的速度跑步时，除了 M1 和 S1 外，PFC 和 PMC 也表现出显著激活。这说明当行走的速度提高到 9km/h 时，相比于 3km/h 和 5km/h 会出现更多脑区的激活。以上显著激活的模式多出现在加速阶段，即从跑步机开始运作到加速至目标速度的这段时间里。这项研究论证了大脑对运动任务的响应会受到速度这一重要的运动参数影响。当由走路变成跑步时，即速度提高时，需要更多、更加协调的运动控制并且维持注意力，因此需要更多的脑区参与其中。

除了速度的影响以外，当你在走路时，向前走还是向后走（以固定的速度）也会影响到大脑响应模式。这也体现了任务复杂度对运动系统的影响。例如，Kurz 等（2012）招募了 13 名受试者，让其分别完成两项任务，即在跑步机上以 0.45m/s 的固定速度向前走或者向后走。走路的同时用一个 24 通道的 fNIRS 系统记录大脑活动情况。光极板主要覆盖的脑区有 SMA、SPL 和中央前后回（pre-central and post-central gyrus）。实验结果显示：相比于向前走，向后走时，辅助运动区、中央前回、顶上小叶的氧合血红蛋白浓度显著升高；而脱氧血红蛋白浓度显著的降低只表现在辅助运动区。以上结果说明：相比于向前走，向后走这项任务比较复杂，是一个较新的运动技能，故而在脑区的响应上要更强一些（Kurz et al.，2012）。

另外，也有研究表明走路时的大脑响应模式会受到言语提示音的影响。7 名健康成人受试者以相同的速度在跑步机上行走，实验条件分为两种：一种是在跑步机开始运转之前给一个语音提示（ready）；另一种是不给提示。同时用一个 42 通道的近红外系统记录左右侧 PFC、PMC、SMA 和 SMC。结果发现：在有语音提示的条件下，受试者走路的节奏会变慢、步长会变大。神经层面则表现为在有语音提示的条件下 PFC、SMA、PMC 和内侧 SMC 的氧合血红蛋白浓度的变化要大于没有提示音条件下的变化，不论是在行走开始前的准备阶段还是在后续的行走阶段。这些结果表明语音提示的加入，改变了受试者的状态，使得他们能更好地准备或者调整自己的行为去应对接下来的任务，PFC 与 SMA 可能也与更多注意力的投入有关（Suzuki et al.，2008）。

综上所述，利用 fNIRS 研究自然状态下走路的脑活动模式充分发挥了 fNIRS 的优势。同时，大脑对走路这一复杂过程的影响会受到诸多运动参数的影响，如速度、强度、复杂程度等。这种影响可能体现在同一脑区在不同条件下激活强度的变化，也可能体现在不同条件下所参与的脑区会有所不同。其中，PMC 和 SMA 的参与更多出现在一些相对复杂的运动研究中，被解释为运动计划和运动准备。PFC 是相对高级的脑区，负责各种复杂认知的加工，在步行与跑步研究中，在有认知负载时需要 PFC 的参与，也有研究解释为对注意力的维持。

二、高生态效度下的前瞻性记忆研究

除了对基本的日常生活中的运动活动的神经机制的研究，fNIRS 还可以被用来研究日常生活中一些高级的认知功能的神经活动模式。前瞻性记忆（prospective memory），指对将来某一时刻要做的事或任务的记忆，是我们的日常生活中经常会用到的高级认知功能。虽然以往 fMRI 或 EEG 研究已经考察了实验室条件下前瞻性记忆的神经机制，但是这些基础的实验室心理学范式不能够反映大脑在现实生活中前瞻性记忆的加工模式。而 fNIRS 已经被成功地运用到更加真实的研究生活场景中的记忆研究，例如利用无线可穿戴 fNIRS 设备（Pinti et al.，2015）结合虚拟现实技术（Dong et al.，2017）来研究前瞻性记忆。

近年来多导无线可穿戴 fNIRS 技术的发展为高生态效度认知神经科学的研究开辟了一条新道路。已有个案研究将其运用到现实生活中来考察执行前瞻性记忆任务时的大脑神经活动模式（Pinti et al.，2015）。实验前，给受试者佩戴无线的 fNIRS 设备，并使其头部探测器能够很好地覆盖内侧和外侧前额叶区域（图5-14）。实验条件主要分为 3 种：基线条件、社会性前瞻记忆条件和非社会性前瞻记忆条件。其中，基线条件有 3 种：①站在大街上数一张纸上的"O"的数目；②以正常的步速走一小段距离；③让受试者在整个街道来回走动。社会性前瞻记忆条件要求受试者去数英国伦敦的女王广场门铃的数目，除此之外，当受试者"偶遇"在预定的位置来回走动的实验员时，需要和其"碰拳"打招呼。在非社会性前瞻记忆条件下，受试者则被要求去数贴在广场建筑上的日期和营业时间的数目，并在其遇到一定距离里的停车收费仪时，要走过去触摸一下。实验结果发现，受试者在对前瞻性记忆事件作出反应时大脑额叶区域的神经活动会出现显著变化。

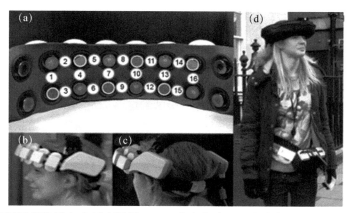

图 5-14 头部探测器放置和光极配置图。（a）中灰色实心圆为发射极，白色圆环为接收极，白色圆为通道位置；（b）和（c）为不同角度的头部探测器的放置位置图；（d）中受试者腰部佩戴的是一个连接头部设备的便携的处理器。另外，为了防止周围环境中的光线对近红外信号的影响，研究者在头部探测器外戴了一个遮阳帽（Pinti et al.，2015）

最近一项高生态效度的研究结合了 fNIRS 和虚拟现实（virtual reality，VR），研究了人们在执行日常生活情境中的前瞻性记忆时的大脑活动模式（Dong et al.，2017）。实验要求受试者同时佩戴 VR 设备和 fNIRS 设备完成整个实验任务 [图 5-15（a）]。VR 中的场景由一条拥有 12 个店铺的商业街、两个特定的活动点和一个出口组成 [图 5-15（b）和图 5-15（c）]。实验中，受试者坐在一个舒适的转椅上，任务开始之前向受试者呈现一份购物清单和需要完成的特定动作。受试者通过调控操纵杆和扭动身体，可以在这条虚拟的商业街上自由移动，完成购买特定商品或完成某种动作，同时记录受试者额叶区域的神经活动。分析结果发现，受试者前额叶 BA10 区域在完成前瞻性记忆任务时的激活显著增加。此研究表明，可以通过 VR 技术模拟现实生活场景并利用 fNIRS 设备来研究人们执行某种认知功能时的大脑活动模式。

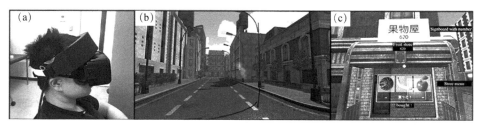

图 5-15 实验设备和实验场景。（a）为 fNIRS 和 VR 设备；（b）为实验中的虚拟场景；（c）为店铺和商品列表示例图（Dong et al.，2017）

以上研究表明，fNIRS 可以用来研究真实的日常生活场景下人们完成基本活动甚至高级认知功能下的神经活动模式。但是，该领域的研究刚起步不久，还处于初期发展阶段，仍然存在一些问题：①整体来讲，高生态效度的 fNIRS 研究还很少；②目前多针对于基本功能的研究，对高级认知功能的研究还比较少；③研究中的受试者量小，可推广性和可重复性还有待验证；④研究中生态效度的提高，经常伴随着信噪比的降低；⑤尽管这些研究有着较高的生态效度，但仍然离真实的日常情景还存一定差距。虽然在对接近日常生活场景中的高生态效度的研究中还存在上述问题，但是我们相信随着技术的不断进步和研究者的不懈努力，未来我们将在高生态效度的 fNIRS 研究中越走越远。

参 考 文 献

Aoyama，S.，Toshima，T.，Saito，Y.，Konishi，N.，Motoshige，K.，Ishikawa，N.，et al. （2010）. Maternal breast milk odour induces frontal lobe activation in neonates：A NIRS study. *Early Human Development*，*86*（9），541-545.

Arimitsu，T.，Uchida-Ota，M.，Yagihashi，T.，Kojima，S.，Watanabe，S.，Hokuto，I.，et al. （2011）. Functional hemispheric specialization in processing phonemic and prosodic auditory changes in neonates. *Frontiers in Psychology*，*2*，202.

Baker，J. M.，Liu，N.，Cui，X.，Vrticka，P.，Saggar，M.，Hosseini，S. H.，& Reiss，A. L. （2016）. Sex differences in neural and behavioral signatures of cooperation revealed by fNIRS hyperscanning. *Scientific Reports*，*6*，26492.

Balardin，J. B.，Zimeo Morais，G. A.，Furucho，R. A.，Trambaiolli，L.，Vanzella，P.，Biazoli Jr，C.，& Sato，J. R.（2017）. Imaging brain function with functional near-infrared spectroscopy in unconstrained environments. *Frontiers in Human Neuroscience*，*11*，258.

Bortfeld，H.，Wruck，E.，& Boas，D. A.（2007）. Assessing infants' cortical response to speech using near-infrared spectroscopy. *Neuroimage*，*34*（1），407-415.

Bortfeld，H.，Fava，E.，& Boas，D. A.（2009）. Identifying cortical lateralization of speech processing in infants using near-infrared spectroscopy. *Developmental Neuropsychology*，*34*（1），52-65.

Cheng，X.，Li，X.，& Hu，Y.（2015）. Synchronous brain activity during cooperative exchange depends on gender of partner：A fNIRS‐based hyperscanning study. *Human Brain Mapping*，*36*（6），2039-2048.

Cristia，A.，Dupoux，E.，Hakuno，Y.，Lloyd-Fox，S.，Schuetze，M.，Kivits，J.，et al. （2013）. An online database of infant functional near infrared spectroscopy studies：A community-augmented systematic review. *PloS One*，*8*（3），e58906.

Crivelli，D.，& Balconi，M.（2017）. Near-infrared spectroscopy applied to complex systems and human hyperscanning networking. *Applied Sciences*，*7*（9），922.

Cui，X.，Bryant，D. M.，& Reiss，A. L.（2012）. NIRS-based hyperscanning reveals increased interpersonal coherence in superior frontal cortex during cooperation. *Neuroimage*, *59*（3），2430-2437.

Ding, X. P., Sai, L., Fu, G., Liu, J., & Lee, K.（2014）. Neural correlates of second-order verbal deception: A functional near-infrared spectroscopy（fNIRS）study. *Neuroimage*, *87*, 505-514.

Dong, D., Wong, L. K., & Luo, Z.（2017）. Assessment of prospective memory using fNIRS in immersive virtual reality environment. *Journal of Behavioral and Brain Science*, *7*（06），247.

Duan, L., Dai, R., Xiao, X., Sun, P., Li, Z., & Zhu, C.（2015）. Cluster imaging of multi-brain networks（CIMBN）: A general framework for hyperscanning and modeling a group of interacting brains. *Frontiers in Neuroscience*, *9*, 267.

Duan, L., Liu, W. J., Dai, R. N., Li, R., Lu, C. M., Huang, Y. X., & Zhu, C. Z.（2013）. Cross-brain neurofeedback: Scientific concept and experimental platform. *PLoS One*, *8*（5），e64590.

Egetemeir, J., Stenneken, P., Koehler, S., Fallgatter, A. J., & Herrmann, M. J.（2011）. Exploring the neural basis of real-life joint action: Measuring brain activation during joint table setting with functional near-infrared spectroscopy. *Frontiers in Human Neuroscience*, *5*, 95.

Emberson, L. L., Richards, J. E., & Aslin, R. N.（2015）. Top-down modulation in the infant brain: Learning-induced expectations rapidly affect the sensory cortex at 6 months. *Proceedings of the National Academy of Sciences*, *112*（31），9585-9590.

Grossmann, T., Johnson, M. H., Lloyd-Fox, S., Blasi, A., Deligianni, F., Elwell, C., & Csibra, G.（2008）. Early cortical specialization for face-to-face communication in human infants. *Proceedings of the Royal Society B: Biological Sciences*, *275*（1653），2803-2811.

Grossmann, T., & Johnson, M. H.（2010a）. Selective prefrontal cortex responses to joint attention in early infancy. *Biology Letters*, *6*（4），540-543.

Grossmann, T., Parise, E., & Friederici, A.（2010b）. The detection of communicative signals directed at the self in infant prefrontal cortex. *Frontiers in Human Neuroscience*, *4*, 201.

Grossmann, T., Oberecker, R., Koch, S. P., & Friederici, A. D.（2010c）. The developmental origins of voice processing in the human brain. *Neuron*, *65*（6），852-858.

Grossmann, T., Cross, E. S., Ticini, L. F., & Daum, M. M.（2013）. Action observation in the infant brain: The role of body form and motion. *Social Neuroscience*, *8*（1），22-30.

Hirsch, J., Zhang, X., Noah, J. A., & Ono, Y.（2017）. Frontal temporal and parietal systems synchronize within and across brains during live eye-to-eye contact. *Neuroimage*, *157*, 314-330.

Holper, L., Goldin, A. P., Shalóm, D. E., Battro, A. M., Wolf, M., & Sigman, M.（2013）. The teaching and the learning brain: A cortical hemodynamic marker of teacher-student interactions in the Socratic dialog. *International Journal of Educational Research*, *59*, 1-10.

Homae, F., Watanabe, H., Nakano, T., & Taga, G.（2011）. Large-scale brain networks underlying language acquisition in early infancy. *Frontiers in Psychology*, *2*, 93.

Homae, F., Watanabe, H., Otobe, T., Nakano, T., Go, T., Konishi, Y., & Taga, G.

（2010）. Development of global cortical networks in early infancy. *Journal of Neuroscience*，*30*（14），4877-4882.

Honda，Y.，Nakato，E.，Otsuka，Y.，Kanazawa，S.，Kojima，S.，Yamaguchi，M. K.，& Kakigi，R.（2010）. How do infants perceive scrambled face？：A near-infrared spectroscopic study. *Brain Research*，*1308*，137-146.

Ichikawa，H.，Kanazawa，S.，Yamaguchi，M. K.，& Kakigi，R.（2010）. Infant brain activity while viewing facial movement of point-light displays as measured by near-infrared spectroscopy（NIRS）. *Neuroscience Letters*，*482*（2），90-94.

Imai，M.，Watanabe，H.，Yasui，K.，Kimura，Y.，Shitara，Y.，Tsuchida，S.，et al.（2014）. Functional connectivity of the cortex of term and preterm infants and infants with Downs syndrome. *Neuroimage*，*85*，272-278.

Jiang，J.，Dai，B.，Peng，D.，Zhu，C.，Liu，L.，& Lu，C.（2012）. Neural synchronization during face-to-face communication. *Journal of Neuroscience*，*32*（45），16064-16069.

Jiang，J.，Chen，C.，Dai，B.，Shi，G.，Ding，G.，Liu，L.，& Lu，C.（2015）. Leader emergence through interpersonal neural synchronization. *Proceedings of the National Academy of Sciences*，*112*（14），4274-4279.

Kurz，M. J.，Wilson，T. W.，& Arpin，D. J.（2012）. Stride-time variability and sensorimotor cortical activation during walking. *Neuroimage*，*59*（2），1602-1607.

Kusaka，T.，Isobe，K.，Miki，T.，Ueno，M.，Koyano，K.，Nakamura，S.，et al.（2011）. Functional lateralization of sensorimotor cortex in infants measured using multichannel near-infrared spectroscopy. *Pediatric Research*，*69*（7），430-435.

Liu，N.，Mok，C.，Witt，E. E.，Pradhan，A. H.，Chen，J. E.，& Reiss，A. L.（2016）. NIRS-based hyperscanning reveals inter-brain neural synchronization during cooperative Jenga game with face-to-face communication. *Frontiers in Human Neuroscience*，*10*，82.

Liu，T.，& Pelowski，M.（2014）. A new research trend in social neuroscience：Towards an interactive‐brain neuroscience. *PsyCh Journal*，*3*（3），177-188.

Liu，T.，Saito，H.，& Oi，M.（2015）. Role of the right inferior frontal gyrus in turn-based cooperation and competition：A near-infrared spectroscopy study. *Brain and Cognition*，*99*，17-23.

Liu，T.，Saito，G.，Lin，C.，& Saito，H.（2017）. Inter-brain network underlying turn-based cooperation and competition：A hyperscanning study using near-infrared spectroscopy. *Scientific Reports*，*7*（1），1-12.

Lloyd‐Fox，S.，Blasi，A.，Volein，A.，Everdell，N.，Elwell，C. E.，& Johnson，M. H.（2009）. Social perception in infancy：A near infrared spectroscopy study. *Child Development*，*80*（4），986-999.

Lloyd-Fox，S.，Blasi，A.，& Elwell，C. E.（2010）. Illuminating the developing brain：The past，present and future of functional near infrared spectroscopy. *Neuroscience & Biobehavioral Reviews*，*34*（3），269-284.

Lloyd-Fox，S.，Blasi，A.，Everdell，N.，Elwell，C. E.，& Johnson，M. H.（2011）. Selective cortical mapping of biological motion processing in young infants. *Journal of Cognitive Neuroscience*, 23（9）, 2521-2532.

Meek, J. H., Firbank, M., Elwell, C. E., Atkinson, J., Braddick, O., & Wyatt, J. S. （1998）. Regional hemodynamic responses to visual stimulation in awake infants. *Pediatric Research*, 43（6）, 840-843.

Minagawa-Kawai, Y., Mori, K., Naoi, N., & Kojima, S. （2007）. Neural attunement processes in infants during the acquisition of a language-specific phonemic contrast. *Journal of Neuroscience*, 27（2）, 315-321.

Minagawa-Kawai, Y., Cristià, A., & Dupoux, E. （2011a）. Cerebral lateralization and early speech acquisition: A developmental scenario. *Developmental Cognitive Neuroscience*, 1 （3）, 217-232.

Minagawa-Kawai, Y., Van Der Lely, H., Ramus, F., Sato, Y., Mazuka, R., & Dupoux, E. （2011b）. Optical brain imaging reveals general auditory and language-specific processing in early infant development. *Cerebral Cortex*, 21（2）, 254-261.

Miyai, I., Tanabe, H. C., Sase, I., Eda, H., Oda, I., Konishi, I., et al. （2001）. Cortical mapping of gait in humans: A near-infrared spectroscopic topography study. *Neuroimage*, 14 （5）, 1186-1192.

Nagatsuka, M., Shinagawa, H., Okano, Y., Kitamura, Y., & Saijo, T. （2013）. Using economic games to investigate the neural substrates of cognitive processes. *American Journal of Clinical Medicine Research*, 1（4）, 71-74.

Nakato, E., Otsuka, Y., Kanazawa, S., Yamaguchi, M. K., Watanabe, S., & Kakigi, R. （2009）. When do infants differentiate profile face from frontal face? A near-infrared spectroscopic study. *Human Brain Mapping*, 30（2）, 462-472.

Nakato, E., Otsuka, Y., Kanazawa, S., Yamaguchi, M. K., Honda, Y., & Kakigi, R. （2011a）. I know this face: Neural activity during motherface perception in 7-to 8-month-old infants as investigated by near-infrared spectroscopy. *Early Human Development*, 87（1）, 1-7.

Nakato, E., Otsuka, Y., Kanazawa, S., Yamaguchi, M. K., & Kakigi, R. （2011b）. Distinct differences in the pattern of hemodynamic response to happy and angry facial expressions in infants—A near-infrared spectroscopic study. *NeuroImage*, 54（2）, 1600-1606.

Nishiyori, R., Bisconti, S., Meehan, S. K., & Ulrich, B. D. （2016）. Developmental changes in motor cortex activity as infants develop functional motor skills. *Developmental Psychobiology*, 58（6）, 773-783.

Obrig, H., Rossi, S., Telkemeyer, S., & Wartenburger, I. （2010）. From acoustic segmentation to language processing: Evidence from optical imaging. *Frontiers in Neuroenergetics*, 2, 13.

Otsuka, Y., Nakato, E., Kanazawa, S., Yamaguchi, M. K., Watanabe, S., & Kakigi, R. （2007）. Neural activation to upright and inverted faces in infants measured by near infrared spectroscopy. *Neuroimage*, 34（1）, 399-406.

Pan, Y., Cheng, X., Zhang, Z., Li, X., & Hu, Y. （2017）. Cooperation in lovers: An fNIRS-based hyperscanning study. *Human Brain Mapping*，38（2），831-841.

Pinti，P.，Aichelburg，C.，Lind，F.，Power，S.，Swingler，E.，Merla，A.，et al.（2015）. Using fiberless，wearable fNIRS to monitor brain activity in real-world cognitive tasks. *JoVE （Journal of Visualized Experiments）*，（106），e53336.

Rossi，S.，Telkemeyer，S.，Wartenburger，I.，& Obrig，H.（2012）. Shedding light on words and sentences：Near-infrared spectroscopy in language research. *Brain and Language*，121（2），152-163.

Sakatani，K.，Chen，S.，Lichty，W.，Zuo，H.，& Wang，Y. P.（1999）. Cerebral blood oxygenation changes induced by auditory stimulation in newborn infants measured by near infrared spectroscopy. *Early Human Development*，55（3），229-236.

Slater，R.，Cantarella，A.，Gallella，S.，Worley，A.，Boyd，S.，Meek，J.，& Fitzgerald，M.（2006）. Cortical pain responses in human infants. *Journal of Neuroscience*，26（14），3662-3666.

Suda，M.，Takei，Y.，Aoyama，Y.，Narita，K.，Sato，T.，Fukuda，M.，& Mikuni，M.（2010）. Frontopolar activation during face-to-face conversation：An in situ study using near-infrared spectroscopy. *Neuropsychologia*，48（2），441-447.

Suzuki，M.，Miyai，I.，Ono，T.，& Kubota，K.（2008）. Activities in the frontal cortex and gait performance are modulated by preparation：An fNIRS study. *Neuroimage*，39（2），600-607.

Suzuki，M.，Miyai，I.，Ono，T.，Oda，I.，Konishi，I.，Kochiyama，T.，& Kubota，K.（2004）. Prefrontal and premotor cortices are involved in adapting walking and running speed on the treadmill：An optical imaging study. *Neuroimage*，23（3），1020-1026.

Taga，G.，& Asakawa，K.（2007）. Selectivity and localization of cortical response to auditory and visual stimulation in awake infants aged 2 to 4 months. *Neuroimage*，36（4），1246-1252.

Taga，G.，Asakawa，K.，Maki，A.，Konishi，Y.，& Koizumi，H.（2003）. Brain imaging in awake infants by near-infrared optical topography. *Proceedings of the National Academy of Sciences*，100（19），10722-10727.

Taga，G.，Homae，F.，& Watanabe，H.（2007）. Effects of source-detector distance of near infrared spectroscopy on the measurement of the cortical hemodynamic response in infants. *Neuroimage*，38（3），452-460.

Taga，G.，Watanabe，H.，& Homae，F.（2011）. Spatiotemporal properties of cortical haemodynamic response to auditory stimuli in sleeping infants revealed by multi-channel near-infrared spectroscopy. *Philosophical Transactions of the Royal Society A：Mathematical，Physical and Engineering Sciences*，369（1955），4495-4511.

Tang，H.，Mai，X.，Wang，S.，Zhu，C.，Krueger，F.，& Liu，C.（2016）. Interpersonal brain synchronization in the right temporo-parietal junction during face-to-face economic exchange. *Social Cognitive and Affective Neuroscience*，11（1），23-32.

Telkemeyer，S.，Rossi，S.，Koch，S. P.，Nierhaus，T.，Steinbrink，J.，Poeppel，D.，et al.（2009）. Sensitivity of newborn auditory cortex to the temporal structure of sounds. *Journal of Neuroscience*，29（47），14726-14733.

Telkemeyer，S.，Rossi，S.，Nierhaus，T.，Steinbrink，J.，Obrig，H.，& Wartenburger，I. （2011）. Acoustic processing of temporally modulated sounds in infants：Evidence from a combined near-infrared spectroscopy and EEG study. *Frontiers in Psychology*，*2*，62.

Watanabe，H.，Homae，F.，Nakano，T.，& Taga，G.（2008）. Functional activation in diverse regions of the developing brain of human infants. *Neuroimage*，*43*（2），346-357.

Wilcox，T.，& Biondi，M.（2015）. fNIRS in the developmental sciences. *Wiley Interdisciplinary Reviews：Cognitive Science*，*6*（3），263-283.

Zhang，M.，Liu，T.，Pelowski，M.，Jia，H.，& Yu，D.（2017a）. Social risky decision-making reveals gender differences in the TPJ：A hyperscanning study using functional near-infrared spectroscopy. *Brain and Cognition*，*119*，54-63.

Zhang，M.，Liu，T.，Pelowski，M.，& Yu，D.（2017b）. Gender difference in spontaneous deception：A hyperscanning study using functional near-infrared spectroscopy. *Scientific Reports*，*7*（1），1-13.

fNIRS前沿技术专题

除了前面介绍的 fNIRS 传统研究方式外，近几年陆续出现了多项 fNIRS 前沿技术，主要包括 fNIRS 静息态脑成像、fNIRS 多脑成像、fNIRS 脑机接口与神经反馈、以及 fNIRS 数据多元分析等。其中脑机接口与神经反馈已被纳入"类脑计算与类脑智能研究前沿"丛书中的《脑-计算机交互研究前沿》一书中，有兴趣的读者可以参阅。本章将对其他三项技术展开介绍。

第一节　fNIRS静息态脑成像

大脑的神经活动可以分为外部刺激诱发的神经活动和与外部刺激无关的自发神经活动两大类。诱发神经活动是大脑在执行特定的任务时，对外界刺激做出的响应。传统的脑功能成像研究主要关注诱发神经活动，通过特异性激活找到负责特定功能的脑区。在这个方向上，人类已经取得了丰硕的研究成果（Posner & Raichle，1994）。但即使在不参与特定任务时（统称为静息态），大脑也会自发产生神经活动。自发神经活动消耗的能量占大脑总能耗的 95% 左右（Raichle，2006），而完成特定任务所消耗仅占 5%。因此自发神经活动中可能蕴藏着更为广泛和深刻的脑功能信息（Fox & Raichle，2007；Raichle，2006）。通过以往的研究，人类已经了解到大脑是一个复杂的动态交互系统。在结构和功能上相互联系的许多脑区共同工作才保证了有效的信息加工与信息交互。研究人脑正常和异常的脑功能整合模式是认知神经科学与临床研究中的重要课题。由于基于静息态的功能连接指标反映了不受特定刺激影响的大脑功能固有组织模式，静息态研究已经成为人脑连接组学研究的核心组成部分。

RSFC 这一概念由 Biswal 等（1995）在第一篇静息态 fMRI（以下简称 rs-fMRI）研究中提出，用于描述静息态下，空间上分离的脑区之间的 BOLD 信号在时间上的相关性。RSFC 可以揭示大脑的固有功能架构，已经成为我们理解认识大脑功能的一种重要手段，被广泛应用于各领域研究中。大量脑成像研究在运动、视觉、听觉、语言和默认网络等多个不同的脑功能系统中发现了稳定的 RSFC 模式，而且还发现 RSFC 模式与大脑的解剖连接存在紧密联系，具有一定的结构基础（Honey et al.，2009）。从行为与脑功能连接的关系角度，研究发现 RSFC 强度与受试者的行为表现之间存在关联，提示 RSFC 强度可以作为一种评价受试者特定能力的指标；而功能连接缺失（functional dysconnectivity）则与许多神经与精神障碍有关。由于不需要受试者执行特定的任务，静息态脑成像规避了实验设计复杂、患者难以配合等实际困难，因而被广泛应用于精神疾病脑连接变化研究（Zhang & Raichle，2010）。这对于揭示疾病的病理机制，建立影像学标志（biomarker）意义重大。另外，在静息态功能连接的基础上，基于图论（graph theory）等方法的复杂脑网络建模研究进一步揭示了人脑网络的重要拓扑属性，日渐成为静息态脑连接研究中的一个新热点（Bullmore & Sporns，2009）。

　　fMRI 以全脑范围观测和良好的空间分辨率等特点已成为 RSFC 研究领域中应用最为广泛的脑成像技术，并取得了诸多重要发现。但 fMRI 对头动的严格限制和封闭狭小的嘈杂环境，使其难以用于清醒儿童、婴幼儿、幽闭恐惧症患者及一些长期卧床的病人等受试者群体。这极大限制了 RSFC 在脑功能发育及特殊脑功能障碍等涉及相关受试者群体的研究中的应用。此外，fMRI 较高的购买与使用成本也限制了其在大样本和纵向研究等领域的应用。fMRI 的低时间采样率会使得高频噪声（如心跳、呼吸）混叠于低频自发活动中，影响基于低频自发活动的 RSFC 的计算准确性与可靠性。

　　而 fNIRS 作为一种具有高生态效度、高时间采样率、低成本的脑成像技术，与 fMRI 研究形成了良好的互补关系。国内朱朝喆教授团队与美国华盛顿大学医学院 Joseph Culver 研究组同期独立地利用 fNIRS 成像设备，在静息态条件下观测到了双侧运动区之间、双侧视觉区之间以及双侧听觉脑区之间存在 fNIRS 信号同步现象（Lu et al.，2010；White et al.，2009）（图 6-1）。且这些 fNIRS-RSFC 与已知的 fMRI-RSFC 结果十分相似。朱朝喆团队利用静息态 fNIRS 成像技术进一步考察了语言系统内部的 RSFC，发现了语言系统 RSFC 左侧偏侧化现象，这和语言系统功能具有左侧偏侧性的经典结论一致。语言系统 fNIRS-RSFC 左侧偏侧化的发现，对消除 fNIRS-RSFC 源于血供系统生理波动对称性这一质疑起到关键作用。上述研究验证了利用 fNIRS 技术测量 RSFC 的可行性。在此基础上，Duan 等（2012）将图论理论与静息态 fNIRS 相结合，提出了基于 fNIRS 的静息态脑网络研究方法。

　　目前 fNIRS 静息态脑成像已经被广泛应用，成为脑连接组学大家庭中的重要一员。应用研究领域涉及从低级到高级的多种脑功能系统，并在婴幼儿脑功能发育、早产儿脑功能损伤监护、孤独症儿童"发育性失连接综合征"等研究方向具有不可替代的优势。下面我们将展开介绍 fNIRS 静息态脑成像技术的信效度、计算方法以及应用。

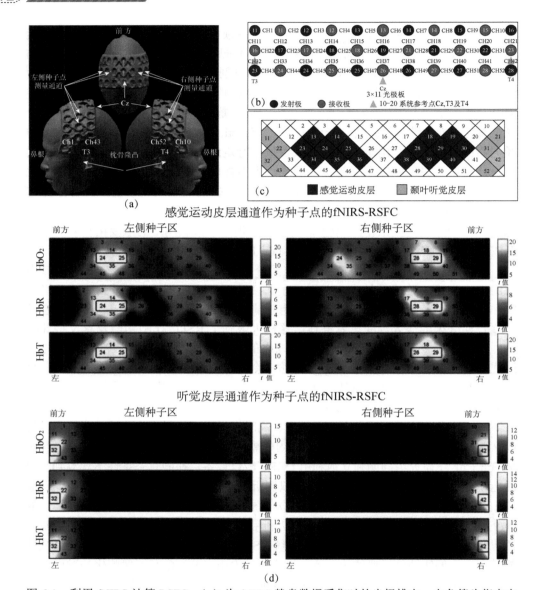

图 6-1　利用 fNIRS 计算 RSFC。（a）为 fNIRS 静息数据采集时的光极排布，白色箭头指向左右侧计算 RSFC 的种子点；（b）为发射极和接收极排布；（c）为 fNIRS 测量导的覆盖区域，深灰代表覆盖到感觉运动皮层，浅灰为听觉皮层；（d）选择感觉运动皮层的测量通道（黑色方框）作为种子点的 fNIRS-RSFC 结果；（e）选择听觉皮层的测量通道（黑色方框）作为种子点的 fNIRS-RSFC 结果（Lu et al.，2010）（见彩图 6-1）

一、fNIRS 静息态脑成像信效度

任何一门新技术或新方法在得到广泛应用前，都需要通过信效度研究来验证

其测量的可靠性与有效性。

（一）重测信度

重测信度是脑成像研究中用来验证可靠性的常用方法。该方法会在不同的时间点进行多次测量（一般为两次），然后利用组内相关系数等指标（intraclass correlation coefficient，ICC）来计算两次结果之间的一致性。使用这一方法，Zhang 等（2011a）验证了种子点相关方法得到的 fNIRS-RSFC 结果具有良好的重测信度（图 6-2）。在该研究中，研究者采集了受试者静息状态下左右运动区的 fNIRS 数据，实验分为两个次（session），之间间隔一周。研究者从三种空间尺度，个体和群体两个水平，以及三种不同类型的血氧信号等方面全面考察了 fNIRS-RSFC 的重测信度。结果表明，在较大的空间尺度上（全部测量范围或是团块的尺度），对于 HbO_2 信号，群组和个体的 RSFC 都有很好的重测信度。HbR 得到 RSFC 的重测信度略低一点。HbT 的结果与 HbO_2 的结果相似。而在较小的空间尺度（每个测量通道的尺度）、三种信号以及个体和群组的尺度上，fNIRS-RSFC 的重测信度都显著低于较大的空间尺度的情况。之后，Zhang 等（2011b）又证明了基于 ICA 得到的 RSFC 方法的重测信度。Niu 等（2011）验证了基于种子点方法得到的 RSFC 结果在不同厂商 fNIRS 设备间具有较好的可重复性。以上的研究都证明 fNIRS 观测到的 RSFC 是稳定和可靠的。

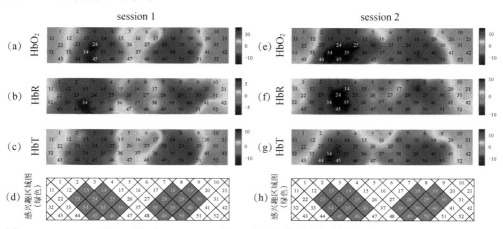

图 6-2 session1（第一列）和 session2（第二列）的种子点相关的组水平 fNIRS-RSFC。一至三行分别显示基于 HbO_2、HbR、HbT 数据计算的 RSFC 图，第四行表示 fNIRS 导的定位结果，测量到运动区的 fNIRS 导表示为绿色（Zhang et al.，2011b）（见彩图 6-2）

（二）效度

为验证 fNIRS 测量的有效性，常以一种与 fNIRS 检测的脑活动产物相同，但更加成熟、经典的成像技术——fMRI 作为参照标准。White 等（2009）先后采集了一名受试者的 fNIRS 和 fMRI 信号，发现这两种模态下得到的 RSFC 模式在运动区和视觉区中都高度相似。Duan 等（2012）则同步采集了 21 名受试者静息态下的 fNIRS 和 fMRI 数据，其中 fNIRS 覆盖了双侧运动区。该研究计算了 fNIRS 的三种血氧信号与 fMRI 的 BOLD 信号在不同的尺度（图 6-3）上的模态间一致性，结果都发现了 fNIRS-RSFC 和 fMRI-RSFC 有较为一致的结果。

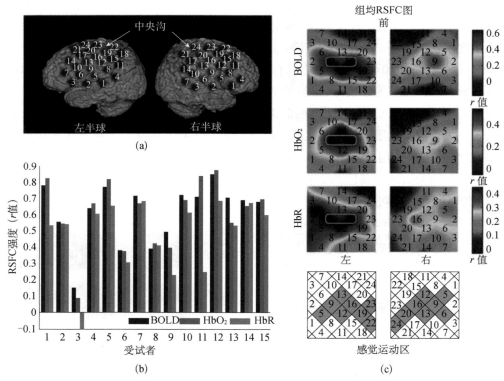

图 6-3　fMRI-fNIRS 同步采集并比较 RSFC。（a）fNIRS 数据测量的脑区。红圈表示测量到左右感觉运动皮层的导，导蓝圈表示其他测量导；（b）15 名受试者双侧运动区之间的 fNIRS-RSFC 和 fMRI-RSFC 的连接强度比较；（c）群组水平的 fNIRS-RSFC 和 fMRI-RSFC 空间分布图。（Duan et al.，2012）（见彩图 6-3）

其中基于 HbO_2 计算的 fNIRS-RSFC 与 BOLD-RSFC 具有相对更高的相似性。Sasai 等（2012）进一步同步采集了全头范围的 fNIRS 数据和 fMRI 数据，使用 fNIRS 信号作为种子点与全脑的 fMRI 信号计算相关，发现了 3 个著名的静息态网络（背侧注意网络、额顶控制网络、默认网络），与使用 fMRI 信号作为种子点与全脑 fMRI 信号计算得到的相关结果一致。Duan 等（2012）与 Sasai 等（2012）使用了不同的方法来论证这一问题，最终发现 fNIRS 和 fMRI 的结果在质和量上都具有高度一致性，从而验证了基于 fNIRS 的 RSFC 方法能够有效地揭示人脑中的静息态功能连接模式。同时，Duan 等（2012）还发现基于图论得到的脑网络指标在两种模态上的结果同样十分类似，表明将静息态 fNIRS 技术和图论方法相结合用于研究大脑功能网络是可行且有效的。

二、fNIRS 静息态脑成像分析方法

由于静息态脑成像存在"无任务"特点，使得现有任务态成像分析方法（例如基于实验设计信息的 GLM 模型方法等）不再适用。下面将介绍基于 fNIRS 的 RSFC 的经典计算方法。

（一）种子点相关

种子点相关（seed-based correlation analysis）是静息态 fMRI 中最常用的计算功能连接的方法，也是最先被引入 rs-fNIRS 中的功能连接计算方法。种子点相关的基本思路是根据先验知识（解剖信息或功能定位信息）设定某一个脑区（对 fNIRS 而言通常是某一个测量通道）为种子点，然后计算种子点与其他所有脑区（通道）之间的 fNIRS 信号的相关系数作为 fNIRS-RSFC。该方法简单可靠，易于解释，因此应用最为广泛。但是该方法也有一些局限性。首先，研究者需要事先确定一个种子点。种子点区域的选择不同，fNIRS-RSFC 的结果就会不同，这使得研究结果受到研究者主观因素影响；其次，种子点方法只能研究单个脑区和其他脑区之间的关系，不能同时研究多个功能系统之间的功能整合情况。为了克服种子点方法的这些局限，研究者提出了一些更复杂的算法。

（二）聚类分析

聚类分析（clustering analysis）方法首先两两计算通道之间 fNIRS 信号的相似性，然后根据聚类算法，把相似度高的测量通道聚集成同一类。聚类方法不需要事先定义种子点，因此避免了种子点选择的主观影响。Lu 等（2010）证明聚类方法可以同时检测到运动系统和听觉系统的 RSFC 模式，并且其空间分布与基于种子点相关得到的结果类似。Homae 等用聚类分析方法成功研究了不同年龄段婴幼儿的脑网络发育过程。该研究在全头范围内，分别对新生儿和婴儿在睡眠状态、静息态和被动语言刺激状态下的 fNIRS 信号进行了聚类分析，都得到了与基于种子点的相关分析一致的结果（Homae et al.，2010，2011）。例如对新生儿、3 个月和 6 个月婴儿的睡眠状态下全头观测数据进行聚类分析，发现 3 个

月时婴儿出现了双侧对称区域之间的连接，6 个月时对称区域间连接更加明显。这些研究结果说明了聚类分析方法用于分析静息态 fNIRS 功能连接的可行性。

（三）独立成分分析

独立成分分析是一种盲源信号分离技术（详见本章第三节）。Zhang 等（2010a）首次把 ICA 方法应用于 rs-fNIRS 领域。该研究对 rs-fNIRS 采集到的时间序列进行了时间 ICA 分析，根据分离出成分的时空特性挑选出了与感觉运动系统（A）及视觉系统（B）相关的成分（图 6-4）。可以直观看出 ICA 提取 RSFC 模式具有更好的空间特异性。该研究还从定性和定量两个角度证明了 ICA 方法优于传统种子点方法。White 等（2012）则成功将 ICA 方法应用于研究患有枕叶中风的早产儿的视觉 RSFC 异常。ICA 的优点很明显：作为一种多元分析方法，ICA 可以利用比种子点相关方法更多的信息来同时研究多个脑区的连接模式；作为一种数据驱动算法，ICA 不依赖于先验信息，结果更为客观；作为一种盲源分离技术，ICA 还可以分离出 fNIRS 测量中的各种噪声成分，避免这些噪声对 RSFC 计算的影响。

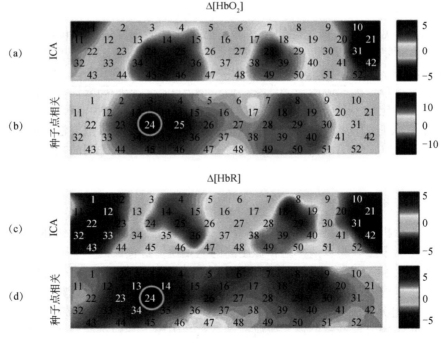

图 6-4　基于 ICA（a，c）和种子点相关（b，d）得到的 RSFC 图的比较。种子点相关结果中的绿圈为分析时选择的种子点。a，b 和 c，d 分别为 Δ [HbO₂] 和 Δ [HbR] 信号得到的结果（Zhang，2010a）（见彩图 6-4）

尽管 ICA 方法在 fNIRS-RSFC 检测中极具潜力，但是在使用这种方法时有一些问题需要注意：①信号源数目的估计是一个难题。目前的一般做法是在进行 ICA 分离前进行 PCA，根据 PCA 结果选择可以保留原信号大部分能量（99%以上）的成分数目。②ICA 方法分离出大量的独立成分，需要人为地判别和挑选有意义的成分（比如特定的神经功能系统成分或者噪声成分），因而可能引入一定的主观影响。③初始值随机因素会影响 ICA 分离的结果，这使得每次 ICA 分离出来的成分有一定的差异。虽然这种差异一般很小，但是在使用 ICA 方法时，最好进行多次 ICA 分离，保证分离出稳定的成分。除上述问题外，还存在由于个体水平 ICA 分离结果进行群组分析时存在被试间成分的对应关系难以确立的问题。

（四）图论方法

图论方法（graph theory approach）将每个脑区看成一个节点，每两个脑区间的功能连接看成一条边，由此构成复杂的脑网络。通过计算最短路径长度、全局效率等指标可进一步揭示脑网络的各种拓扑属性。近年来，基于图论的复杂网络分析方法被广泛地用于基于 fMRI 和 EEG 的脑网络，并发现人脑具有小世界、模块化等特征。这种独特的组织方式保证了人脑内的信息以经济有效的方式进行加工。大脑的网络拓扑属性还与各种脑疾病障碍有关，患者脑网络的拓扑结构往往存在异常改变。随着 fNIRS-RSFC 的发展，网络分析方法也被引入基于 fNIRS 的静息态脑连接研究中（Duan et al.，2012）。在 fNIRS 脑网络研究框架中，将通道看作节点，将通道间的功能连接看作边。有 N 个通道的 fNIRS 数据就可以构成一个 $N \times N$ 的相关矩阵，其中每个相关值代表两个节点间的功能连接，相关矩阵可以通过设定阈值转化为二值矩阵。最后，一系列拓扑网络的图论度量指标可用于刻画静息态 fNIRS 的功能网络属性。Duan 等（2012）首次利用网络分析方法计算了基于静息态 fNIRS 得到的脑网络的拓扑属性（类聚系数与特征路径长度），此外通过 fNIRS-fMRI 同步记录的方法，他们还发现网络分析方法在两种模态上可以得到类似的结果。后期有研究者利用网络分析方法，发现用 fNIRS 技术检测到的大脑网络具有高效的小世界属性，以及模块化结构，并存在高度连接的核心枢纽（Niu et al.，2012）（图 6-5）。这两项研究表明将静息态 fNIRS 技术和图论方法相结合用于研究大脑功能网络是可行且有效的。

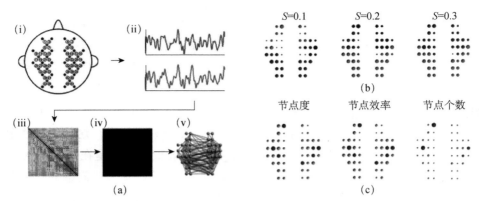

图 6-5　fNIRS 图论方法分析流程及脑网络结果。（a）fNIRS 图论方法分析流程。（i）头壳上光极和测量通道的排布，蓝色为接收极，红色为发射极，白圈代表测量通道，数字代表测量通道的编号。（ii）两个用于做相关的 fNIRS 数据。（iii）两两 fNIRS 数据做相关后相关值的矩阵，红色代表相关较高，绿色代表相关较低。（iv）二值化后的相关矩阵。大于指定阈值的设置为 1，标为红色，小于的设置为 0，标为蓝色。（v）最终形成的测量连接模式；（b）基于脑网络得到的全脑不同的模块，绿色为双侧的额叶上中部，红色为枕叶区域等。三列为使用不同的指定阈值得到的结果；（c）通过计算脑网络指标得到的结果，红色为指标较大的节点，即hub 节点（Niu et al.，2012）（见彩图 6-5）

三、fNIRS 静息态脑成像应用

fMRI-RSFC 作为一种生理指标，被广泛用于评估正常和疾病群体的脑状态，揭示内在的脑功能组织模式。在 fNIRS 领域，RSFC 也开始被用于刻画与发育或疾病相关的功能连接变化。虽然现有研究都还处于初期探索阶段，但是相关发现已经显示出 fNIRS-RSFC 在基础和临床研究领域的重要价值。目前，fNIRS-RSFC 在基础科学领域的应用主要涉及对一般脑功能系统的功能整合模式研究；在婴幼儿领域主要涉及对脑功能发育及早产儿脑损伤的研究；在疾病领域的应用主要涉及对孤独症儿童的失连接模式的研究。

在人脑的不同区域之间存在着丰富的信息沟通，某一特定脑区独立作用所能实现的功能是有限的，人类绝大部分的活动都是通过多个脑区之间相互协作共同完成的。这种脑工作模式被称为功能整合。对人脑各个功能系统的功能整合模式的研究是现在认知神经科学研究的一个重点。fNIRS-RSFC 虽然是一门新兴的技术，但已经被广泛应用于感觉运动（Duan et al.，2012；Lu et al.，2010；Niu et al.，2011；White et al.，2009）、视觉（White et al.，2009，2012）、听觉（Lu et al.，2010）、语言（Homae et al.，2011；Lu et al.，2010；Zhang et al.，2010b）等多个功能系统以及额顶、额枕等多个区域之间（Homae et al.，2010；Mesquita et al.，2010；Sasai et al.，2011，2012）的 RSFC 空间范围和连接强度研究。研究发现 fNIRS-RSFC 能够刻画出感觉运动、视听觉等初级脑功能系统的双侧对称连接情况，也能够刻画语言这一高级功能系统的左侧偏侧化分布特点。虽然 fNIRS 可能会受到一些全局性生理噪声的干扰，但是在经过基本预处理后，利用 fNIRS 得到的双侧感觉运动区域之间的 RSFC 强度与利用 fMRI 得到的强度相似（Duan et al.，2012；Sasai et al.，2012）。

另外，由于 fNIRS 的时间采样率较高（可高于 10Hz），可以很好避免 fMRI 因低采样率而产生的心跳等高频噪声对低频自发神经活动的混叠。fNIRS 还被用于多个功能系统的功能整合频率特性研究。Sasai 等（2011）发现了功能系统特异的 RSFC 频率分布，即在双侧对称区域之间的 RSFC 主要集中于 0.009—0.1Hz，而颞枕连接主要集中于 0.04—0.1Hz。这种功能系统特异的 RSFC 频率特点与 fMRI-RSFC 频率特性研究结果一致。Zhang 等（2010b）进一步提出基于空间加权的相干分析方法来度量 RSFC 的频率范围，以去除 fNIRS 中全局噪声的干扰，同时发现运动系统内部 fNIRS-RSFC 主要集中在 0.01—0.0732Hz。

婴幼儿脑发育的动态过程以及脑损伤的检测都一直是脑科学研究中的重要课题。fNIRS 最为优势的领域之一为婴幼儿研究领域，近年来已有不少研究成功利用 fNIRS 观测婴幼儿的脑部活动（Naoi et al.，2013；Sato et al.，2006）。继 2009 年 fNIRS-RSFC 概念提出后，该技术也迅速被应用于婴幼儿的脑发育研究中。Homae 等（2010）对 52 名健康婴儿（从刚出生到六个月大不等）进行了约 3min 的静息态扫描（本研究中为睡眠状态，睡眠状态属于广义上的 task-free 的静息态），94 个测量通道覆盖了婴儿大脑的额、颞、顶、枕四大区域。研究发现在早期发育过程中，皮层功能网络构架表现出动态的、局域特异性的变化。在颞叶、顶叶和枕叶区域，左右半球间对称区域及半球内部的功能连接逐渐增强，而额叶区域的功能连接则逐渐减弱（图 6-6）。婴儿的大脑发育迅速且高度可塑，这些发现体现了在这一发育阶段中皮层脑区间连接的强化（如以胼胝体为代表的脑区间纤维随发育而逐渐髓鞘化）和修剪（脑网络选择性重组，修剪脑区间多余连接）过程。此外，额顶叶之间的长连接则在出生到 3 个月的阶段减弱，在 3—6 个月的阶段增强，这一"U"形变化可能显示了额叶和枕叶之间连接结构的动态重组过程：在刚出生时由于丘脑-皮层网络活动的同步，脑区间也存在较强的连接，而随着丘脑-皮层网络纤维连接的修剪，脑区间连接随之减弱，最后皮层间的连接逐渐建立起来，额叶和枕叶之间的长连接随之增强。

Homae 等（2011）探索了与早期婴儿阶段的语言习得过程相关的功能网络，研究比较了在被动语言刺激状态下和刺激前静息状态下的功能连接，发现被

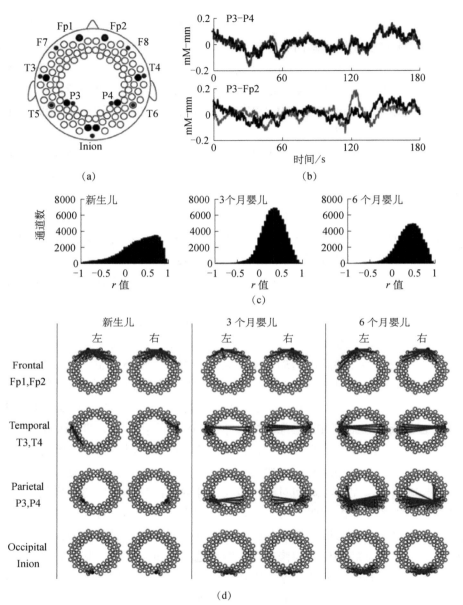

图 6-6　Homae 等的实验分析图。（a）光极排布，小圆圈表示 10/20 头壳标志点，黑色大圆表示用于计算功能连接的种子点，与（d）图中对应；（b）两个代表性的 fNIRS 数据，上为 P3 与 P4 头壳点对应的 fNIRS 测量通道的数据，两个波形呈现出高度的相关，下为 P3 与 Fp2 对应的 fNIRS 测量通道的数据，两个波形呈现出较弱的相关关系；（c）不同发育阶段 fNIRS 测量通道间相关系数的分布。可见整体相关系数随时间的增加而增大；（d）不同发育阶段的脑网络连接模式的变化不同（Homae et al.，2010）

动语言刺激会使额叶和同侧颞叶之间呈现显著的同步活动，而在静息状态则未发现这一显著的长连接。另外，通过比较被动语言刺激前后的静息状态功能连接，研究者发现在被动语言刺激后，左右半球的额叶-颞叶间均呈现出更强的 RSFC。这种语言任务的滞后调制效应可能反映了对之前语言刺激的回忆过程，或接收刺激后留下的加工痕迹，进一步说明了双侧额-颞连接对早期婴幼儿的语言习得过程的贡献。以上两篇研究证明了 fNIRS-RSFC 在婴幼儿脑功能网络发育研究中的可行性与重要意义，为未来深入了解脑功能网络的发育过程与认知脑功能发育基础提供了有效的研究手段。

White 等（2012）提出 fNIRS-RSFC 可以用于新生儿监护病房中的床边监测。早产儿是婴幼儿中的特殊群体，患病率较高，但其疾病发作并不能确定具体在什么时间出现，需要连续的临床监控，以便及时发现疾病发生的早期征兆。White 等应用基于 DOT 设备的 RSFC 技术，在育婴箱中对 5 名早产儿和 3 名足月儿的视觉区静息态（睡眠状态或者清醒静息状态）脑功能连接进行了探索。使用种子点相关和 ICA 两种计算方法，结果都发现单侧视觉区中风的早产儿只表现出单侧视觉区内部的同步活动模式，双侧视觉区之间没有显著的功能连接；其他未出现明显脑病变的早产儿以及健康足月儿的双侧视觉区之间都出现稳定的功能连接。该研究首次探索了患病婴儿的 fNIRS 静息态脑网络，说明 fNIRS-RSFC 有成为脑功能损伤早期检测的临床诊断技术的潜力。

孤独症是一种神经发育障碍，主要表现为不同程度的言语发育障碍、人际交往障碍、兴趣范围狭窄和重复刻板的行为方式。近来研究者的视角从脑功能的局部特异性缺陷转变为将其视为一种因神经环路异常而导致的"发育性失连接综合征"，并开始考察患者脑区间功能连接和网络属性上的异常。Kikuchi 等（2013）考察了 3—7 岁阿斯伯格综合征（Asperger's syndrome，ASD）儿童左右侧额极的低频振荡间相干与正常儿童的差异。由于参与实验的儿童年龄较小，难以在静息状态下保持静止，因此研究者采用了看故事图片的任务，发现患者在 0.02Hz 上表现出更强的脑间连接，且社会障碍程度越严重这一功能连接越强。Li 等（2016）发现相比正常组，ASD 组儿童颞叶的双侧静息功能连接减弱，血氧信号的波动幅度增强。使用基于静息功能连接和血氧信号震荡能量的 SVM 对 ASD 和正常组进行分类，可以达到 94.6% 的特异性和 81.6% 的敏感性。除 fNIRS-RSFC 指标外，Li 等（2016）利用图论的方法来研究脑网络属性的异常，发现在观看卡通时 ASD 患者表现出比正常组减弱的网络效率。利用网络效率属性作为特征，ASD 患者和正常组分类的最大准确率可以达到 83.3%。另外，ASD 患者右侧前额叶内部的功能连接，及其与左侧前额叶及双侧颞叶的连接减弱，说明右侧前额叶在功能网络结构内部和脑叶间连接中的异常都与孤独症的病理学机制相关。

第二节　fNIRS 多脑成像

　　人类具有自然界中最为复杂的社会结构和社会行为。在长期的进化过程中，为适应复杂的社会环境，人脑形成了专门负责社会认知的脑区与脑网络，即社会脑（social brain）（Dunbar，1998）。近年来认知神经科学发展日新月异，研究人员将行为、认知与脑结合起来研究脑与社会交互行为的关系，形成了一门以研究人类的社会行为及其神经机制的新兴学科，即"社会神经科学"（Cacioppo et al.，2002）。传统社会神经科学研究主要使用的是"人-机互动"范式，即实验中由机器呈现社会性刺激（面孔、情绪图片或音视频等），记录个体对社会信息的反应与相应的脑活动，关注的问题主要是"个体社会行为的神经机制是什么"。例如，借助 fMRI 等脑成像技术，研究人员发现个体在社会交互过程中会激活一些重要脑区，例如 FFA、mPFC、TPJ 等（Frith & Frith，2007）。此外，研究者也提出了一些关于个体社会认知机制的理论，如镜像神经元系统（mirror neuron system，MNS）理论（Gallese et al.，2004；Rizzolatti & Craighero，2004）和心理理论（theory of mind）（Carrington & Bailey，2009）等。

　　近年来，脑成像领域出现了一种名为多脑成像（hyperscanning）的新技术，可以同时对两名或者更多受试者进行脑成像。多脑成像技术的出现极大地促进了社会神经科学的发展。和传统的"人-机互动"相比，针对"人-人互动"的多脑成像研究有多方面的优势。首先，我们日常的社会交互活动主要是"人-人互动"，而有研究表明，"人-机互动"与"人-人互动"相比，受试者的行为反应和大脑神经机制是不同的（Hasson et al.，2012；Schilbach，2010），为了提高实验的生态效度，研究社会交互行为的神经机制更应采用"人-人互动"范式。其次，同时观测社会交互双方的行为和脑活动，不但可以更好地理解双方的心理活动和交互策略，还可以从神经层面探索社会交互过程中信息的传输与交换，从而可以更好地理解社会交互行为的神经机制。因此，多脑成像技术推动了社会认知神经科学研究从"单脑"向"双脑"的转变（Konvalinka & Roepstorff，2012；Liu & Pelowski，2014），为社会认知神经科学研究提供了一个全新的视角。

　　目前用于多脑成像的主要脑成像模态包括 fMRI、EEG、MEG 和 fNIRS 等。fMRI 是目前脑研究领域中的主流脑成像手段之一，最早被用于多脑成像。2002年 Montague 等通过网络将两台磁共振设备连接起来，实现了首个多脑成像研究。图 6-7（a）展示了一个典型的 fMRI 多脑成像平台，一台 fMRI 机器对一名受试者成像，服务器（hyperscanning server）控制两台客户端（client computers）同步呈现刺激与通信。尽管 Lee 等（2012）改进 fMRI 机器磁场线圈，实现了一台

fMRI 机器同时扫描两人，如图 6-7（b）所示，但这种方法的生态效度仍然较低。fMRI 多脑成像的优势是可以进行全脑成像，成像空间精度高。但 fMRI 多脑成像在成像容量与生态效度方面受到较大的限制。一台 fMRI 机器通常仅能对一名受试者成像，要实现多脑成像往往需要多个 fMRI 中心合作，通过互联网实现多台 fMRI 机器的通信，实验控制较为复杂。此外，fMRI 多脑成像生态效度较差，fMRI 扫描环境与日常真实社会交互环境相差太远，受试者通常无法近距离面对面地进行沟通，也无法使用肢体语言进行交流。

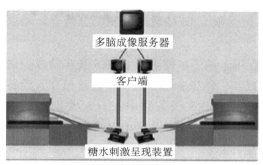
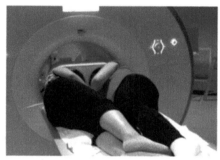

（a）fMRI 多脑成像平台示意图　　　　　　（b）同时扫描两人场景图

图 6-7　fMRI 多脑成像平台（Lee et al.，2012）

MEG 是一种通过探测大脑电磁生理信号的脑功能检测技术。图 6-8 展示了一个典型的 MEG 多脑成像平台，一台 MEG 机器对一名受试者成像（Baess et al.，2012），通过网络和外部设备进行多台设备同步触发与结束。MEG 具有较高的时空分辨率但设备昂贵、目前应用范围较小。相比 fMRI 多脑成像，MEG 多脑成像中受试者可以做肢体动作，受试者可以通过肢体语言进行交流；然而受试者交互必须通过音视频进行，无法面对面地交流。

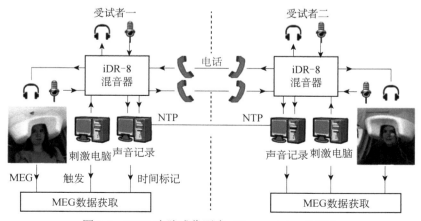

图 6-8　MEG 多脑成像平台（Baess et al.，2012）

EEG 通过置于头皮表面的电极记录大脑皮层不同部位的大群神经元的总体活动，时间分辨率非常高，可以达到毫秒级。EEG 的电极帽和信号放大器难以共享，一台 EEG 机器通常仅能用于一名受试者，因此 EEG 多脑成像也是通过网络控制多台 EEG 设备的同步触发与结束以实现对多个受试者同时进行扫描（Dumas et al.，2010；Montague et al.，2002）（图 6-9）。EEG 时间分辨率高，设备体积小、价格低廉。一间实验室可以同时容纳两台或多台 EEG 设备，便于进行大容量的多脑成像。此外 EEG 多脑成像实验中受试者可进行面对面动作及言语交流，可以用于真实社会交互场景。但受限于 EEG 较差的空间分辨率，难以对观测到的神经活动进行准确定位。

最近几年，fNIRS 多脑成像研究发展越来越多，体现出 fNIRS 在多脑成像研究中的潜力。首先，fNIRS 成像容量上更高。fNIRS 的成像单元彼此独立且设备轻便，便于移动，因此可以容易地将多台 fNIRS 设备集中在一起实现多脑成像，在多脑成像容量上可以达到几人甚至几十人。其次，fNIRS 多脑成像生态效度高，可以在自然的交互场景中（如课堂、会议等）使用。受试者不需要被限制在狭小的扫描腔内，受试者可以面对面通过语言、肢体动作进行交流。而且 fNIRS 对受试者的头动、眼动不敏感，受试者进行社会交互过程更加舒适与自由，更贴近自然交互场景。最后，fNIRS 非常适合进行婴幼儿、孤独症儿童研究。这扩展了多脑成像研究的领域，例如可应用 fNIRS 多脑成像技术探索母-婴间、孤独症儿童与正常儿童间交流过程中神经活动规律等。需要指出的是，fNIRS 只能对外皮层成像，无法探查深部核团。因此，实际研究中需要根据研究目的、受试者人群，选择合适的多脑成像技术。

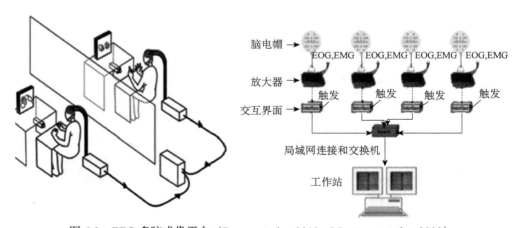

图 6-9　EEG 多脑成像平台（Dumas et al.，2010；Montague et al.，2002）

一、fNIRS 多脑成像技术

fNIRS 设备价格较低，体积小、轻便可移动，因此可以容易地将多台 fNIRS 设备集中至一起实现多脑成像。第一项 fNIRS 多脑成像研究出现在 2011 年，Funane 等采用 2 台无线 fNIRS 设备同时记录了两名受试者合作按键过程的脑活动。实验场景如图 6-10（a）所示，两名受试者面对面按键，无线 fNIRS 设备测量脑区是前额叶。图 6-10（b）展示了 fNIRS 多脑成像系统平台，包括：无线 fNIRS 设备（WOT 光极帽和探测盒）、WOT 控制电脑、SP-PC（stimulation-presentation PC，刺激呈现电脑）与按键。WOT 控制电脑控制两台 fNIRS 设备的同步触发与结束。SP-PC 负责刺激信号与反馈信号的呈现与按键信号的接收，同时 SP-PC 通过时间标记控制 WOT 控制电脑，从而实现实验刺激、fNIRS 数据与行为数据的同步。

实现 fNIRS 多脑成像的另一种办法是使用一台 fNIRS 设备同时采集多名受试者的脑活动（图 6-11）。从成像原理上，fNIRS 的成像单元彼此独立，因此一台 fNIRS 设备的成像单元可以分配给多名受试者。这种方法无需额外考虑多台 fNIRS 设备间的同步问题，降低了 fNIRS 多脑成像平台搭建难度。目前市面上一台中等配置的 fNIRS 设备即可同时观测约 5 名左右的受试者，每人可覆盖约两个感兴趣区。Cui 等（2012）首次使用一台 fNIRS 设备同时对两名受试者成像，实验场景图如图 6-11 图所示。上述两种方法也可结合起来使用，从而实现更大容量的多脑观测。2015 年，Duan 等使用 3 台 fNIRS 设备完成了 9 人脑活动同时成像。fNIRS 群体脑成像技术平台如图 6-12（a）所示，每台设备的成像单元分配给 3 名受试者，通过网络和外部设备控制 3 台 fNIRS 设备同步触发与结束；此外通过拾音器与多通道声卡同步记录交互行为数据。图 6-12（b）为实验场景图，9 名受试者在自然社会场景下完成面对面的群体合作。

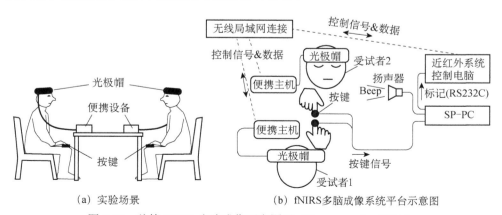

（a）实验场景   （b）fNIRS多脑成像系统平台示意图

图 6-10 首篇 fNIRS 多脑成像研究图示（Funane et al.，2011）

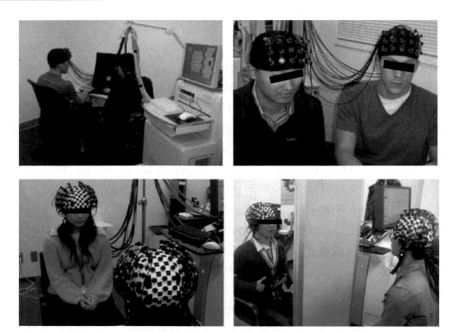

图 6-11　fNIRS 多脑成像实验场景（Cui et al.，2012）

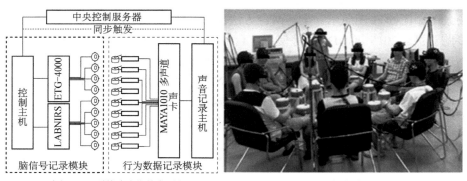

（a）fNIRS群体脑成像技术平台　　　　　　　（b）实验场景

图 6-12　fNIRS 群体脑成像（Duan et al.，2015）

二、fNIRS 多脑成像分析方法

　　fNIRS 多脑成像主要考察不同受试者脑活动之间的关联性，主要包括脑间连接分析和脑间网络分析两类。下面将展开介绍两类分析的各种分析方法。

　　多脑成像技术的出现促使社会神经科学研究从"单脑"向"双脑"转变，从社会交互过程中交互双方脑活动耦合关系理解社会交互的神经机制。目前多脑成像研究发现在多种人类社会交互行为当中，都存在交互双方脑活动之间的同步性现象（被称为脑间连接，hyperlink）。fNIRS 多脑成像研究中，脑间连接分析流程如图 6-13 所示。脑间连接可分为无方向性的"脑间功能连接"（functional hyperlink）与有方向性的"脑间效应连接"（effective hyperlink）。

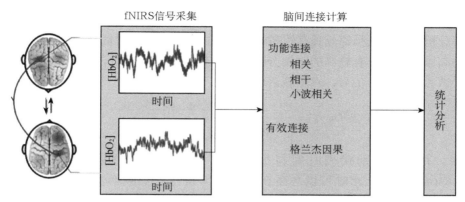

图 6-13　fNIRS 多脑成像脑间连接分析（见彩图 6-13）

（一）相关分析

脑活动的相关性分析（correlation）是 fNIRS 多脑成像中一种简单而有效的分析手段。用 $x(t)$ 与 $y(t)$ 分别表示两个受试者的 fNIRS 信号，则双脑脑活动的相关系数定义为

$$r_{xy} = \frac{E\left[\left(x(t) - \mu_{x(t)}\right)\left(y(t) - \mu_{y(t)}\right)\right]}{\sigma_{x(t)}\sigma_{y(t)}}$$ （6-1）

其中，E 代表数学期望，$\mu_{x(t)}$ 与 $\mu_{y(t)}$ 为时间序列 $x(t)$ 与 $y(t)$ 的均值。r_{xy} 为正代表双脑活动同向波动，反之 r_{xy} 为负代表双脑活动反向波动。$\left|r_{xy}\right| \leqslant 1$，$\left|r_{xy}\right|$ 越接近 1 代表双脑活动线性相关程度越高。

（二）相干分析

多脑成像中脑活动的相干分析（coherence）是双脑脑活动在各个频率上的相关性分析。用 $x(t)$ 与 $y(t)$ 分别表示两个受试者的 fNIRS 信号，双脑脑活动相干定义为

$$C_{xy}(f) = \frac{\left|S_{XY}(f)\right|}{\sqrt{\left|S_{XX}(f)\right|\left|S_{YY}(f)\right|}}$$ （6-2）

其中，$S_{XY}(f)$ 为 $x(f)$ 与 $y(f)$ 的互功率谱，$S_{XX}(f)$ 与 $S_{YY}(f)$ 为 $x(t)$ 与 $y(t)$ 的自功率谱。此时，可以考察不同频率下，脑间连接的大小。

（三）小波相干

小波分析（wavelet transform coherence）由于具有多分辨率分析的特性，可以同时表现信号的时频和频域特征，对信号的局部细节具有很好的分析能力。小波分析的时频窗口面积固定，但其形状可根据信号的频率进行调整，使得小波变换在分析信号的低频部分具有较高的频率分辨率和较低的时间分辨率，在分析信号的高频部分时具有较高的时间分辨率和较低的频率。用 $x(t)$ 与 $y(t)$ 分别表示两个受试者的 fNIRS 信号，双脑脑活动小波相干定义为

$$R^2(n,\ s) = \frac{\left|s^{-1}W^{XY}(n,\ s)\right|^2}{\left|s^{-1}\left|W^{X}(n,\ s)\right|\right|^2 \left|s^{-1}\left|W^{Y}(n,\ s)\right|\right|^2} \tag{6-3}$$

其中，n 与 s 分别代表时间与小波频率尺度。在任意频率 s 和时刻 n，$0 \leqslant R^2(n,\ s) \leqslant 1$。此时可以考察在特定时间窗口以及频率范围内的双脑连接大小。

（四）格兰杰因果分析

格兰杰因果分析（Granger causality）度量的是脑间的有向连接，$x(t)$ 与 $y(t)$ 分别表示两个受试者的 fNIRS 信号，其自回归模型为

$$x(t) = \sum_{i=1}^{p} A_{1,i} x(t-i) + \varepsilon_1(t)$$
$$y(t) = \sum_{i=1}^{p} A_{2,\ i} x(t-i) + \varepsilon_2(t) \tag{6-4}$$

双变量自回归模型可表示为

$$x(t) = \sum_{j=1}^{p} A_{11,j} x(t-j) + \sum_{j=1}^{p} A_{12,j} y(t-j) + E_1(t)$$
$$y(t) = \sum_{j=1}^{p} A_{21,\ j} x(t-j) + \sum_{j=1}^{p} A_{22,\ j} y(t-j) + E_2(t) \tag{6-5}$$

其中，$\mathrm{Var}(\varepsilon_1)$ 为时间序列 $x(t)$ 基于其之前的时间点 $t=1,\cdots,\ p-1$ 来预测现在所得的误差，$\mathrm{Var}(E_1)$ 为时间序列 $x(t)$ 基于其之前的时间点和时间序列 $y(t)$ 之前时间的来预测现在所得的误差。时间序列 $y(t)$ 对 $x(t)$ 的格兰杰因果影响为

$$F_{Y \to X} = \ln\left(\frac{\mathrm{Var}(\varepsilon_1)}{\mathrm{Var}(E_1)}\right) \tag{6-6}$$

类似地，时间序列 $x(t)$ 对 $y(t)$ 的格兰杰因果影响为

$$F_{X \to Y} = \ln\left(\frac{\mathrm{Var}(\varepsilon_2)}{\mathrm{Var}(E_2)}\right) \tag{6-7}$$

此时我们不但可以考察两个脑之间的耦合性，还可以考察这种耦合性背后蕴藏的因果性信息（即信息流动的方向性）。

（五）脑间网络分析

随着多脑成像技术的发展，成像容量在不断增大，多脑成像正在从"双脑"向"多脑"发展。例如 Babiloni 等（2006）等同时记录 4 名受试者打桥牌时脑电活动。Babiloni 等（2011）同时记录 4 名萨克斯演奏家的脑电活动。Tomlin 等（2013）使用 fMRI 多脑成像同时扫描 5 名受试者进行决策时的脑活动。Jiang 等（2015）使用 fNIRS 多脑成像同时记录 3 名受试者面对面交流时脑活动；Duan 等（2015）完成了 9 人 fNIRS 多脑成像，并提出了"集群脑网络成像"（cluster imaging of multi-brain networks）的概念。

在传统的个体脑网络研究中，网络的节点是各个脑区，网络的边是脑区间神经活动的相关性。而在脑间网络构建中，网络的节点是个体脑，网络的边为脑间连接，构建流程如图 6-14 所示。当个体有多个 ROI 脑区时，则网络节点的选择与脑间网络构建更为多样和复杂。此时脑间网络的结构将体现出立体的层次结

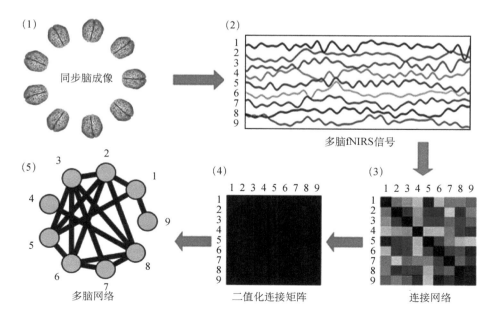

图 6-14 fNIRS 群体脑网络构建流程图（Duan et al., 2015）（见彩图 6-14）

构。每一层包含所有个体相同 ROI 的节点；层内的连接表示相同 ROI 之间的脑间连接，层间的连接可表示不同 ROI 在个体内与个体间的连接。此外，群体脑间网络构建还可基于个体间神经活动空间模式（spatial pattern）的相似性。在任意一个时间点，每名受试者的 ROI 内部或各个 ROI 之间的神经活动会构成相应的空间模式。不同被试间对应空间模式的相似性可以用来构建群体脑间网络连接矩阵。对空间模式相似性的度量本质上是对不同空间模式间某种距离的度量。这种距离的定义可以有多种方式，例如相关系数、欧氏距离等。

在群体脑间网络构建完成后，可基于图论研究其拓扑属性和动态演化过程，并分析这些复杂网络特性和群体行为之间的关联，从而探索群体社会行为和群体社会心理的神经机制。网络分析中常用的度量包括两类。

一类是节点属性度量，例如节点度（nodal degree）、节点介数（nodal betweenness）、节点全局效率（nodal global efficiency）与节点局部效率（nodal local efficiency）。下面基于二值化无方向网络 G（N 个节点，K 条边）介绍上述度量的定义：

节点度 D_i，定义为网络 G 内与节点 i 直接相连的节点数量。节点度越大则与该节点的连接就越多，节点在网络中的地位也就越重要。

$$D_i = \sum_{j \in G} a_{ij} \qquad (6\text{-}8)$$

式中，a_{ij} 代表网络 G 内与节点 i 相连的边。

节点介数 B_i，定义为网络 G 内所有其他节点对之间最短路径通过节点 i 的比例。节点介数反映了节点 i 在网络 G 中作为信息流动"桥梁"的重要程度。

$$B_i = \sum_{j \neq i \neq k \in G} \frac{\sigma_{jk}(i)}{\sigma_{jk}} \qquad (6\text{-}9)$$

式中，σ_{jk} 代表网络 G 内节点 j 与节点 k 最短路径的数目，$\sigma_{jk}(i)$ 代表网络 G 内节点 j 与节点 k 最短路径经过节点的数目 i 的数目。

节点全局效率 $E_{\text{glob}}(i)$，反映了节点 i 与网络 G 其他节点信息传递的能力。该节点的全局效率越高，即该节点与其他节点信息传递速度越快。

$$E_{\text{glob}}(i) = \frac{1}{N-1} \sum_{i \neq j \in G} \frac{1}{L_{i,j}} \qquad (6\text{-}10)$$

式中，$L_{i,j}$ 代表节点 i 与节点 j 之间的最短路径长度。

节点局部效率 $E_{\text{loc}}(i)$，反映了节点 i 相邻节点组成的"团"（clique）的紧凑程度。

$$E_{\text{loc}}(i) = \frac{1}{N_{G_i}(N_{G_i}-1)} \sum_{i,j \in G_i} \frac{1}{L_{i,j}} \quad (6\text{-}11)$$

式中，G_i 代表与节点 i 相连的节点组成的子网络，N_{G_i} 为 G_i 的节点数目。

另一类是网络总体属性度量，例如网络全局效率（network global efficiency）与网络局部效率（network local efficiency）。

网络全局效率 $E_{\text{glob}}(G)$，反映了网络的全局性信息传输能力。网络节点间最短路径长度越短，信息传递越快，网络全局效率越高。

$$E_{\text{glob}}(G) = \frac{1}{N} \sum_{i \in G} E_{\text{glob}}(i) \quad (6\text{-}12)$$

网络局部效率 $E_{\text{loc}}(G)$，反映了网络的局部信息传输能力。

$$E_{\text{loc}}(G) = \frac{1}{N} \sum_{i \in G} E_{\text{loc}}(i) \quad (6\text{-}13)$$

三、fNIRS 多脑成像发展趋势

fNIRS 多脑成像近年来正向着更大的成像容量、更复杂的分析方法以及更广泛的应用领域方向发展。

（一）更大的成像容量

群体是人类社会普遍存在的组织形式。小至家庭、单位，大至民族、国家，人们总是以各种方式组织在一起，产生了形形色色的群体。fNIRS 多脑成像技术为研究群体社会行为的神经机制提供了可能性。目前 fNIRS 多脑成像技术的成像容量正在不断增加，并达到 9 人（Duan et al.，2015），已可初步满足群体交互行为神经机制研究的需求。随着设备硬件的发展，未来 fNIRS 成像容量可进一步增加，可能会出现几十人甚至上百人的 fNIRS 多脑成像研究。

（二）更复杂的分析方法

目前 fNIRS 多脑成像研究中以脑间连接分析为主，度量脑间连接的方法主要有线性相关（Holper et al.，2013）、相干分析（Funane et al.，2011）、小波相关（Cui et al.，2012）与因果分析（Schippers et al.，2010），上述方法都是基于线型模型。然而社会交互过程是一个复杂的动力学过程，仅度量脑间活动的线性关系，而忽视脑间可能存在的非线性关系，可能会错失对社会交互神经机制的发现（Liu & Pelowski，2014）。未来研究中需要重视脑间可能存在非线性关系，从而更加全面地理解复杂社会交互过程脑间的耦合关系。例如互信息（mutal information）、最大信息系数（maximal information coefficient）以及传输熵（transfer entropy）等方法可以度量两系统复杂的关系，而且已在脑内功能连接计算上得到大量应用，未来研究中可以考虑将上述方法引入到脑间连接度量。其次，目前关心脑间连接动态变化的研究较少。未来研究中可以对社会交互过程进行一些动态性分析，例如 Jiang 等（2012）面对面交流实验中应用小波相干，得到了脑间连接随时间变化曲线，并通过行为在脑间连接时间动态曲线标记交互段与无交互段。

（三）更广泛的应用领域

目前 fNIRS 多脑成像研究的受试者群体主要是正常受试者，关注的问题是正常受试者在多种社会交互行为中（例如合作、交流与决策时），交互双方脑活动的耦合关系。值得注意的是 fNIRS 的一个优势是适合婴幼儿、孤独症儿童成像。Tanabe 等（2012）利用 fMRI 多脑成像研究了孤独症患者与正常人、正常人与正常人进行共同注意任务（joint attention）的行为表现与脑活动关系。研究发现孤独症患者与正常人眼神交流困难，孤独症患者左侧枕极激活较低而且孤独症患者与正常人右侧额下回的脑间同步低于正常人组。未来 fNIRS 多脑成像可将受试者群体进一步拓展，例如孤独症儿童、抑郁症人群等，在贴近真实的社会交互环境中从"双脑"角度探究疾病的神经机制。

第三节　基于 ICA 的 fNIRS 数据分析

类似于 fMRI 分析方法从单变量分析到多变量分析的发展规律，近些年多元分析方法在 fNIRS 领域里也逐渐发展起来。前面的章节已经提及，当前 fNIRS 分析方法主要集中在单变量分析。即将每个测量通道作为一个变量，逐个通道独立分析。而与之对应的是多变量（或称多元）分析方法。即在考虑每个通道自身的同时，还要考虑不同通道之间的内在联系。在一般的情况下，这类方法不需要先验信息（比如任务参考波等），而是利用变量间的协方差信息等来探索 fNIRS 数据的内部结构。因此，这类方法也称为数据驱动或探索性的方法。当前 fNIRS 多元数据分析中应用最多的就是 ICA。本章节先介绍 ICA 的基本数学原理，再简述 ICA 在当前 fNIRS 研究中的应用。

一、ICA 的数学原理简介

经典的鸡尾酒会问题可以很好地说明 ICA 提出的动机。假设在一个房间里，有两个人在独立地讲话，而在这个房间里不同位置放置了两个麦克风来记录这个房间中的声音（图 6-15）。

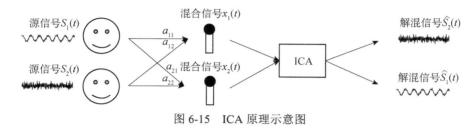

图 6-15　ICA 原理示意图

其中，每个麦克风中记录到的都是这两个人声音的混合，混合信号中某个人声音的成分的大小可以理解为这个麦克风到这个人的距离，即

$$x_1(t) = a_{11}s_1(t) + a_{12}s_2(t)$$
$$x_2(t) = a_{21}s_1(t) + a_{22}s_2(t)$$

（6-14）

其中，$x_1(t)$ 和 $x_2(t)$ 是麦克风接收到的混合了的声音信号，$s_1(t)$ 和 $s_2(t)$ 为两个人的声音信号。组合系数 a_{11} 和 a_{12} 分别为第 1 个人和第 2 个人到第 1 个麦克风的距离，a_{21} 和 a_{22} 为第 1 个人和第 2 个人到第 2 个麦克风的距离。例如，信号源 1（第一个人的声音）离麦克风 1 距离较近，所以麦克风上声音信号主要体现为信号源 1 的，而其他声音信号体现较弱，则 a_{11} 会比 a_{12} 大。当然，上面的公式也可以写成矩阵的形式，即

$$X = A \cdot S$$

（6-15）

也即

$$\begin{bmatrix} x_1(t) \\ x_2(t) \end{bmatrix} = \begin{bmatrix} a_{11} & a_{12} \\ a_{21} & a_{22} \end{bmatrix} \cdot \begin{bmatrix} s_1(t) \\ s_2(t) \end{bmatrix}$$

（6-16）

在当前条件下，我们所有已知的信息只有混合后在麦克风上记录到的声音信号，即 X，那我们能否得到这两个人各自的说话声音信号，以及他们与话筒之间的距离呢？明显的，只有当我们对等式右边的变量加以某种假设约束时，此问题才变得可解。在 ICA 的框架中，一般存在多个混合信号，即麦克风收到的信号（n 个），记为 $x_i(t)$，$i \in \{1, 2, \cdots, n\}$。可以将 x_i 看做随机变量，即混合随机变量，而不同时间点的值 $x_i(t)$ 看做采样。同理，也存在多个源信号，即说话的人（m 个），记为 $s_i(t)$，$i \in \{1, 2, \cdots, m\}$，可以将 s_i 看做源随机变量，$s_i(t)$ 为采样。注意：ICA 要求源随机变量的数量不大于混合随机变量的数量，即 $m \leq n$。A 为组合系数矩阵。ICA 假设不同的源信号间是彼此统计独立的，即

$$P(s_1,\ s_2,\cdots,\ s_m) = \prod_{k=1}^{m} P_k(s_k) \qquad\text{(6-17)}$$

其中，$P(s_1,\ s_2,\cdots,\ s_m)$ 表示 s_1, $s_2,\ldots,$ s_m 的联合概率密度函数，$P_k(s_k)$ 表示 s_k 的边缘概率密度函数。有了这样的假设作为约束，我们就可以将 ICA 的框架理解为寻找一组组合系数，使得解混出来的变量之间相互独立，即

$$\hat{W} \cdot X = \hat{S} \qquad\text{(6-18)}$$

其中，$\hat{W} = \left(\hat{A}\right)^{-1}$。

我们以两个源随机变量和两个混合随机变量为例来进一步理解混合过程，如如图 6-16 所示，其中左图是混合随机变量的散点图，可见变量间有相关性。而 ICA 就找到了原始的混合的方式，即轴 $e_1 = \begin{bmatrix} a_{11} \\ a_{21} \end{bmatrix}$，$e_2 = \begin{bmatrix} a_{12} \\ a_{22} \end{bmatrix}$，从而利用二者组成的矩阵 $W = [e_1\ e_2]$ 从混合的信号中分离出这两个源随机变量。右图为源随机变量的分布，可见这两个变量是相互独立的。

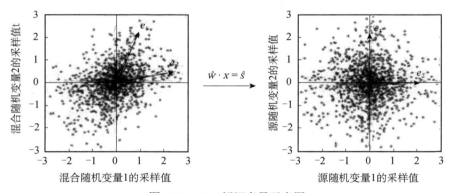

图 6-16　ICA 解混变量示意图

ICA 的数学模型中有一些基本的性质，即成分的顺序、符号和幅值的不确定性。在主成分分析（PCA）中我们提到 PCA 通常按照成分方差的大小来排序。而在 ICA 中，对成分的排序一般没有明确的要求，尤其是像一些有随机元素的优化算法中（如 FastICA、Infomax 等），两次分解可能会产生不同的成分顺序。同样，我们也不能确定成分的符号。例如，我们可以对分解出的 $s_1(t)$ 取负，同时该成分对应的权重 $\begin{bmatrix} a_{11} \\ a_{21} \end{bmatrix}$ 也同时取负，这样相乘等式保持不变。最后，我们也不能确定成分的幅值大小。例如，我们可以取一个常量 k，用 $k \cdot s_1(t)$，同时用 $1/k$ 乘以该成分对应的权重，即 $1/k \cdot \begin{bmatrix} a_{11} \\ a_{21} \end{bmatrix}$，同样他们相乘后等式仍然成立。

在进行 ICA 分解之前，一般都采取用 PCA 将数据白化的预处理，即

$$X' = V \cdot X \qquad (6\text{-}19)$$

其中，V 是白化矩阵，X' 是白化后的数据。可以证明，白化的过程可以把对混合矩阵的搜索范围限制到正交矩阵的空间中。也就是说仅仅对估计一个 $n \times n$ 的混合矩阵而言，我们不需要估计矩阵中的 n^2 个元素，而只需要估计 $n(n-1)/2$ 个元素，即一个正交矩阵所包含的自由度。这样大大减少了 ICA 估计的复杂性以及所需要的时间。同时，我们也可以利用 PCA 白化的过程扔掉一些噪声成分，来预防 ICA 计算中可能出现过的学习的现象。这样，在此白化之后，我们就可以再去搜索一个正交矩阵 W，即

$$W' \cdot X' = \hat{S} \qquad (6\text{-}20)$$

这样解混矩阵即为 $\hat{W} = W' \cdot V$，而混合矩阵即为 $\hat{A} = (W' \cdot V)^{-1}$。以下我们将介绍一些 fNIRS 领域中常用的 ICA 算法，并假设数据已经做完了上述的白化预处理，即 $\hat{W} = W'$。这些算法主要的不同在于对独立性的定义和估计方法不同。

（一）基于非高斯性的 ICA 方法

FastICA 是一种常用的基于非高斯性度量的 ICA 算法。它基于极大化非高斯性和快速不动点优化算法来实现独立成分的分离，被广泛的应用于近红外的信号处理中（Markham et al.，2009；Zhang et al.，2010a）。首先，它利用成分的非高斯性来度量独立性。一个信号的非高斯性可以理解为这个信号的分布和高斯分布的相似程度（图 6-17）。

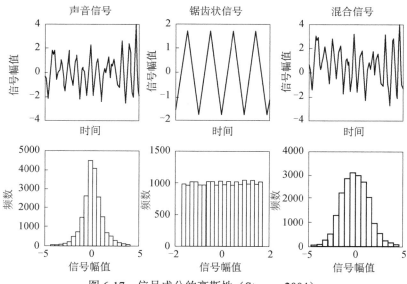

图 6-17　信号成分的高斯性（Stone，2004）

图 6-17 第一行的三张图分别是三个时间序列信号（第三个时间序列信号是前两个之和），第二行是对应的统计直方图。可以看出第一个信号的分布在中间呈现尖峰，一般情况下这种分布被称为超高斯分布。而第二个信号的分布较为扁平，一般被称为次高斯分布。由中心极限定理可知（在一定条件下），两个彼此独立的随机变量之和（即这两个信号的和）的分布更趋近于高斯分布，即第三个信号的分布。所以我们认为混合后的信号比独立的源信号具有更低的非高斯性（其分布更像高斯分布）。这样，我们就可以反过来寻找不同的组合系数，即上述中的 $\hat{W}$，让这些混合信号按照这些系数组合后的分布的非高斯性增加，从而达到分离出源信号的目的。可以证明，在同样方差的条件下，高斯分布具有最大的熵。故非高斯性又可以由分布的负熵来度量。而负熵又可以由极大熵方法来近似（Hyvärinen & Oja，2000），这就导致了下述的近似函数：

$$J(\hat{w}_i \cdot X) \propto \left[E\{G(\hat{w}_i \cdot X)\} - E\{G(v)\} \right]^2 \tag{6-21}$$

其中，$\hat{w}_i$ 为解混矩阵 $\hat{W}$ 中的第 i 行，J 为负熵，E 为期望，G 为非二次函数，v 为标准化过的高斯变量。FastICA 软件包[①]中提供了几种不同的函数 G 可以用来对负熵近似。这几种不同近似函数有一些鲁棒性上的区别，具体可见（Hyvärinen & Oja，2000）。当我们有了目标函数，就可以利用优化算法来对这个目标函数进行优化得到 $\hat{w}_i$。在 FastICA 中采取了快速不动点算法对目标函数进行优化。在上述的讲解中，我们只涉及了对一个独立成分进行估计。而当我们需要估计多个成分时，可以采用串行的方法，每次估计出一个成分，也可以采取并行的方法一次估计出多个成分来最终得到 $\hat{W}$。这些具体的算法细节可见（Hyvärinen & Oja，2000）。

（二）基于时间结构的 ICA 算法

在之前的讨论中，我们曾经提到可以把 PCA 的分解看成是寻找一组基向量，使得原始数据在这组基向量的投影下线性无关。而上述 FastICA 的方法就是使这些投影出的数据非高斯性最大。同理，一种基于时间结构的 ICA 方法就是使这些投影出来的数据尽可能不存在时延上的线性相关性。为了达到这样的目的，除了像 PCA 一样要估计出原始数据的协方差矩阵之外，还需要估计出多个所谓的时延协方差矩阵，即

---

① 软件详情：http://research.ics.aalto.fi/ica/fastica/。

$$C_\tau = E\left\{X(t) \cdot X(t-\tau)^{\mathrm{T}}\right\} \tag{6-22}$$

其中，τ 为时延，时延的数量和步长可以根据具体问题来选择。于是问题就归结为如何寻找一组基，使得这些时延的协方差矩阵呈对角型，即目标函数可以定义为

$$\underset{\hat{W}}{\arg\min} J(W) = \sum_\tau off(\hat{W} C_\tau \hat{W}^{\mathrm{T}}) \tag{6-23}$$

其中，

$$off(M) = \sum_{i \neq j} m_{ij}^2 \tag{6-24}$$

这样就可以通过优化算法来极小化目标函数 J 来得到相应的 $\hat{W}$。SOBI 和 TDD 是两种常用的算法（Katura et al.，2008；Zhao et al.，2017）。在 SOBI 中，使用了特征值分解的方法来对多个时延协方差矩阵进行联合的近似对角化。具体的 SOBI 和 TTD 的算法可参见（Belouchrani et al.，1993；Ziehe & Müller，1998）。

二、ICA 任务态数据分析

对于 fNIRS 任务态的数据，当前的大部分研究主要还采用假设驱动的分析方法（如 GLM）。然而在先验假设不足的情况下，则可考虑采用 ICA 方法分解出有意义的神经活动成分。此外，fNIRS 的数据中含有各种类型的噪声成分。使得传统的分析方法或多或少受到噪声的干扰。因此可以采用 ICA 方法剥离出其中的噪声成分实现对 fNIRS 数据的纯化。

（一）ICA 用于 fNIRS 任务数据去噪

如前所述，fNIRS 的任务数据中存在着心跳、呼吸、Mayer wave、浅层血流波动等多种生理噪声，以及受试者的头动可能引起的头动噪声。由于这些噪声对信号的影响方式复杂，目前尚无成熟的模型来去除噪声。然而，已经有很多研究表明，ICA 作为一种数据驱动的方法，可以尝试利用 ICA 将噪声成分分离出来，达到去除噪声的目的。

与我们在第一节中给出的鸡尾酒会的例子类似，由于 fNIRS 在时间上的采样数量一般远多于其在空间上的采样数量，即时间采样点数多于测量通道的数量。当前 fNIRS 的 ICA 去噪基本都是时间 ICA，即假设噪声的时间活动和我们感兴趣的神经的时间活动之间是彼此独立的，而观测到的血氧信号是由这些噪声和神经活动引起的血氧变化配以不同的组合系数线性相加而成的。可以将我们上一节中的公式改写为以下形式：

$$\begin{cases} x_1(t) \\ \vdots \\ x_n(t) \end{cases} = \boldsymbol{a}_1 \cdot s_1(t) + \boldsymbol{a}_2 \cdot s_2(t) + \cdots + \boldsymbol{a}_m \cdot s_m(t) \tag{6-25}$$

其中，$x_i(t)$，$i \in \{1,2,\cdots,n\}$，为观测到的第 i 个测量导的血氧信号（如 HbO_2 或 HbR）的时间序列。$s_k(t)$，$k \in \{1,2,\cdots,m\}$ 是第 k 个独立成分，对应于噪声或者神经活动成分的时间序列，这些时间序列之间彼此独立。而

$$\boldsymbol{a}_k = \begin{cases} a_{1k} \\ \vdots \\ a_{nk} \end{cases}, \quad k \in \{1,2,\cdots,m\} \tag{6-26}$$

其中，$a_{ik}, i \in \{1,2,\cdots,n\}$ 为第 k 个独立成分在第 i 个测量导上的权重，对应于噪声或神经活动在不同空间位置的强弱，即空间模式。我们通常称一组 $\boldsymbol{a}_i$ 与 $s_i(t)$ 为一个源，如噪声源或者神经活动源。在利用 ICA 将原始数据分解后，可以利用时空模式来判断和挑选出噪声成分。去除噪声的过程就是直接扔掉等式右边噪声项，之后再将非噪声的项重新相加起来即可得到去噪后的 fNIRS 数据。

Kohno 等（2007）第一次将 ICA 方法用到 fNIRS 的数据分析中来去除头皮血流噪声。在这个研究中，受试者完成跑步机运动任务。为了验证 fNIRS 信号中存在皮肤血流的波动的噪声，作者利用激光多普勒对皮肤的血流进行了记录。同时作者在任务中记录了额叶的 fNIRS 数据（Kohno et al.，2007）。实验结果发现，激光多普勒检测到了皮肤存在的血流变化。同时，对 fNIRS 数据做 ICA 分解之后，可以发现一些空间模式较为全局的源，并提出了一个度量成分空间均匀性的指标，即空间均匀系数（coefficient of spatial uniformity，CSU）。

$$CSU(j) = \left| <\boldsymbol{a}_j> / \sigma_j \right| \tag{6-27}$$

其中，$<\boldsymbol{a}_j>$ 和 σ_j 分别为第 j 个成分的空间模式的算术平均值和方差。

图 6-18 中，上图为文章中一个受试者的不同成分的空间模式，下图为对应成分的 CSU 指标，可以看到对于空间分布较为全局的成分（如成分 2），其 CSU 指标也明显高于其他的成分。这提示我们 CSU 可以作为一个判断某个独立成分是否为全局噪声的指标。研究还比较了去噪前后的激活模式。其中，图 6-19（a）为未去除噪声源时的激活模式，图 6-19（b）和 6-19（c）分别为去除一个噪声和多个噪声源后的激活图。可以看出当将皮肤血流噪声源去除后，激活模式变得更加集中。

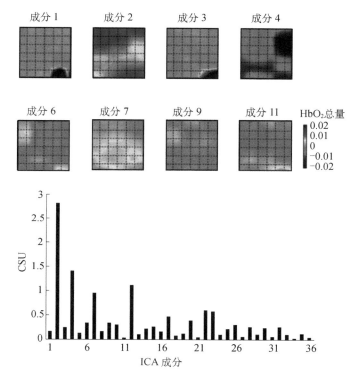

图 6-18　信号成分解。上图为文章中一个受试者 ICA 分解信号得到的不同成分的空间模式，下图为各成分空间模式对应的 CSU 值（Kohno et al.，2007）（见彩图 6-18）

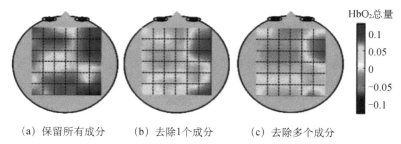

（a）保留所有成分　　　（b）去除1个成分　　　（c）去除多个成分

图 6-19　去噪效果图。（a）保留所有成分的激活结果；（b）去除 1 个成分（成分 2）后的激活结果图；（c）去掉多个成分后的激活结果图（Kohno et al.，2007）（见彩图 6-19）

之后，Medvedev 等（2008）通过 ICA 去噪，增加了利用 fNIRS 检测神经快信号的敏感性。Robertson 等（2010）比较了 ICA 和双输入递推最小二乘法、自适应滤波、小波滤波和多导滤波这四种方法在去除头动噪声上的效果，得出 ICA 和多导回归优于其他方法的结论。

（二）ICA 用于 fNIRS 任务成分提取

除了作为去噪的预处理方法外，ICA 还能够直接用于感兴趣的神经信号成分提取（Calhoun et al.，2009）。与去噪不同的是，在源的选择阶段，一般通过源的时空间模式直接选择出感兴趣的神经活动的源，即 a_i 与 $s_i(t)$。其中，$s_i(t)$ 表示该神经活动的时间序列，而 a_i 表示该神经活动的空间模式，即其中较大的元素所在的导代表该神经活动发生的位置。研究一般对于每个受试者做同样的 ICA 分析并挑选出感兴趣的成分，之后再进行群体统计。

Morren 等（2004）利用 SOBI 算法检测频域 fNIRS 运动区的神经快信号。该项研究发现在 14 个受试者中的 9 个人的运动区 fNIRS 信号中都可以分解出手指敲击任务相关的成分。在 Katura 等（2008）提出了基于 TDD-ICA 的数据驱动的分析方法，并用其分析了动手任务运动区的 fNIRS 数据。光极板的放置位置如图 6-20（a），其方法的分析流程如图 6-20（b），首先，每个受试者的 fNIRS 数据被 ICA 分解成多个不同的源。然后，利用平均组块间相关系数（mean inter-block cross-correlation，MITC）指标选择出了任务相关的成分。其中 MITC 定义为成分时间序列在不同组块下的相关的均值。在对每个成分计算出 MITC 之后，可以通过该指标的大小选择出任务相关的成分。最后将这些成分通过 k-means 方法聚类。研究发现聚类后可以得到两类成分，即任务相关的噪声成分和任务相关的神经活动成分。图 6-21 中，第一行和第二行分别是两类任务相关的成分的时间模式。同时，作者发现在空间模式上，类 1 中的成分比类 2 中的偏侧化程度要高。提示类 1 为任务相关的神经活动成分，而类 2 为较为全局的任务相关的噪声活动成分。这第二种任务相关的 N 字形的噪声活动也在之后的文章里被发现为任务相关的皮肤血流生理噪声活动（Katura et al.，2008）。Markham 等（2009）将 FastICA 应用到了 DOT 的视觉任务的数据分析中，并与 PCA 分析结果进行了比较。该研究发现 ICA 的结果优于 PCA 的结果。以上的研究都证明了 ICA 在 fNIRS 数据中的可行性，提示我们 ICA 是一个在 fNIRS 数据分析上有前景的方法。

三、ICA 静息态数据分析

传统的静息功能连接分析主要采用种子点的相关分析。该方法得到的结果依赖于种子点的选择。而 ICA 是多元数据驱动的方法，不需要选择种子点，降低了对先验知识的依赖性。更重要的是，由于 fNIRS 信噪比较低，种子点的分析方法还会很大程度受到噪声的影响，而 ICA 有望分解出噪声，使得结果的神经特异性更好。

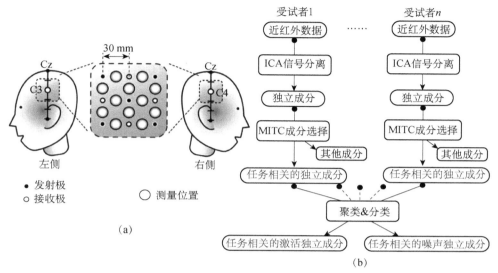

（a）

（b）

图 6-20　光极板放置及数据分析流程示意图（Katura et al.，2008）

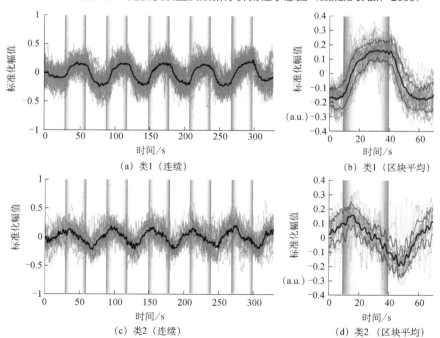

（a）类1（连续）

（b）类1（区块平均）

（c）类2（连续）

（d）类2（区块平均）

图 6-21　聚类得到的任务相关的激活成分［（a）和（b）］与任务相关的噪声独立成分［（c）和（d）］结果示意图（Katura et al.，2008）

与任务态 ICA 的模型基本相同，在静息态中，感兴趣成分为静息功能连接成分，即源的空间模式 a_i 可能包含不同位置的多个较大的值，代表这几个测量通道所在的脑区共享了一个时间序列，故它们之间存在功能连接。Zhang 等第一次在 fNIRS 静息数据分析中使用了 ICA 方法，并与种子点相关方法做了比较（Zhang et al.，2010a）。在这个研究中，研究者利用 ICA 分别分析了左右感觉运动系统和左右视觉系统的功能连接。作者依据两个准则从分解出的源中挑选感兴趣的源：①该源的空间模式需要体现出目标区域的空间模式，即在测量到目标区域通道的位置出现较大的值，而非目标区域通道的值较小。②由于静息功能连接的波动体现低频特性，该源的时间活动的频率应主要集中在低频。结果发现所有的受试者都可以分解出功能连接成分。图 6-22 显示了被试间平均的结果。其中（a）（b）（c）和（d）（e）（f）分别为感觉运动系统和视觉系统的 ICA 分析结果。第一行为群组的平均 z 值图，即将每个被试的空间模式，即 a_i，做 z 变换后，再将一组人的空间模式图平均的结果。第二行为 t 值图，即逐通道将 z 值做单样本 t 检验（双尾）后得到的 t 值。第三行感觉运动系统和视觉系统的空间模式，其中标记为粉色的通道代表利用结构磁共振像定位到目标区域通道。可见 ICA 可以得到预期的结果，即在左右感觉运动区和视觉区都发现了功能连接相关的成分。之后，作者还将 ICA 的分析结果与传统的基于种子点相关分析的结果做了比较（图 6-23）。图 6-23 为感觉运动皮层和视觉皮层静息功能连接的结果，而上下两行分别为 ICA 和种子点相关得到的静息功能连接结果。可以看出 ICA 的结果相对于种子点相关的结果更集中在感兴趣区域内，而种子点相关分析的结果呈现出全局性，提示种子点相关分析方法的结果可能受到了全局噪声的影响。同时，除了感兴趣的功能连接的源，ICA 还能分解出很多不同类型的噪声源（图 6-24）。

对这些噪声成分的解释和来源如下：

1）时间模式中出现一处或多处短时的跳变 ［图 6-24（a）］，这类噪声源一般来自被试的头动或者面部活动（如吞咽，皱眉等）引起的光极和头皮的相对移动。

2）时间模式中出现 U 形或倒 U 形的慢速跳变，同时空间模式显示峰值主要出现在光极板的双侧边缘 ［图 6-24（b）］。这类噪声源一般来源于被试的慢速运动，如深呼吸等生理波动。

3）心跳和呼吸的噪声源。这类噪声源的时间序模式现出特有的频率，即频谱峰值集中在约 1.2Hz（心跳）和约 0.25Hz（呼吸）上，同时其空间模式一般具有全局性 ［图 6-24（c）］。

4）空间模式呈现全局特性，同时时间模式主要为低频波动，可能来源于非 RSFC 的噪声［图 6-24（h）］。

5）空间模式呈现峰值集中在某个测量通道，而时间模式呈现白噪声或间发性跳变特性［图 6-24（d）和图 6-24（g）］。此类源有可能来自于坏的测量通道（如光极与头皮接触不良等）。

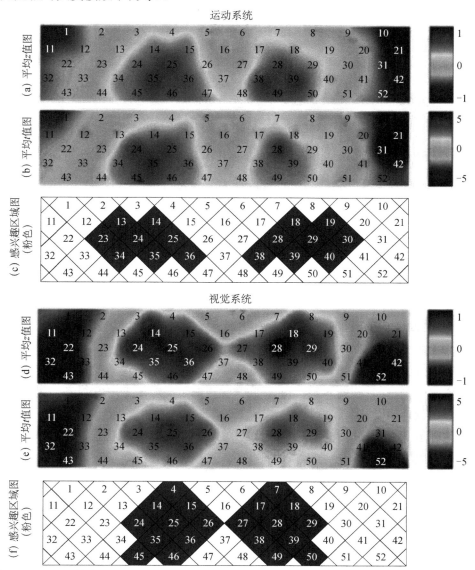

图 6-22　fNIRS 静息数据分析结果。（a）—（c）为运动区功能连接的分析结果，（d）—（f）为视觉区功能连接的分析结果（Zhang et al.，2010a）（见彩图 6-22）

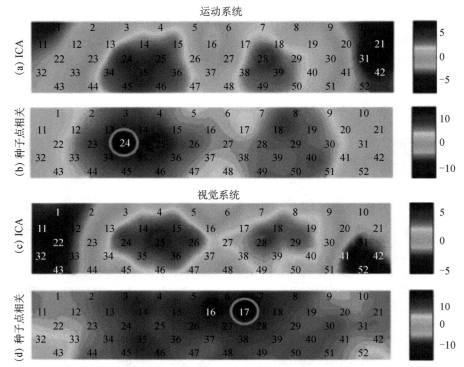

图 6-23 ICA 的分析结果与传统的基于种子点相关分析的结果的比较。（a）、（b）为运动区功能连接的分析结果，（c）、（d）为视觉区功能连接的分析结果（Zhang et al.，2010a）（见彩图 6-23）

6）时间模式呈现极低频（<0.003 Hz）活动，同时空间模式呈现全局性［图6-24（i）］。

7）时间模式的频谱在极高频出现跳变，同时空间模式呈现峰值集中在单一通道［图 6-24（e）和图 6-24（f）］。此类噪声源可能源于 fNIRS 设备，计算机，或者环境噪声等。

这提示 ICA 分解并排除了原始信号中的这些噪声成分，使得其静息态功能连接的提取更加准确。

在此之后，Zhang 等又对基于 ICA 的静息功能连接分析（ICA-RSFC）的重测信度进行了研究（Zhang et al.，2011b）。该研究的实验分为两次（session），每次又分为两段（half）。作者评估了次间以及次内的不同段间的重测信度，如图 6-25 所示。

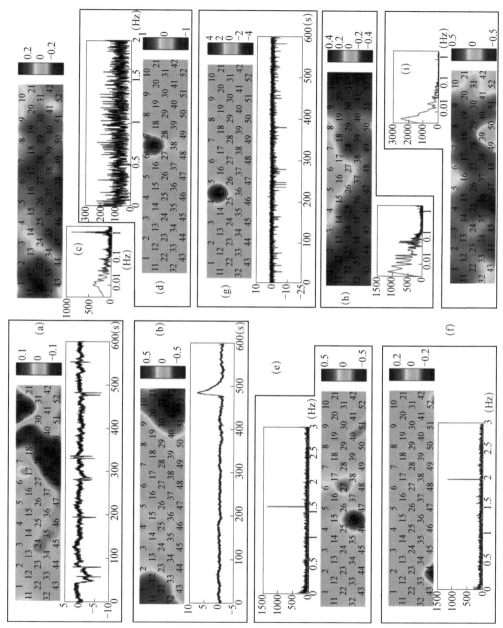

图 6-24　ICA 分解出的不同类型的噪声源。噪声源的说明请见正文。未标出的纵坐标单位为相对量（Zhang et al.，2010a）（见彩图 6-24）

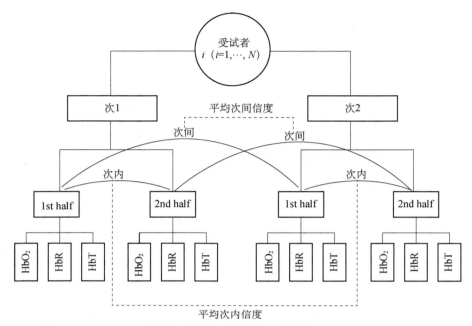

图 6-25 ICA-RSFC 的次间和次内重测信度评估方法（Zhang et al.，2011b）

同时作者将 ICA-RSFC 得到的功能连接的结果的重测信度评估分为三种血氧浓度信号（HbO_2、HbR、HbT）和不同的空间尺度，即从粗糙到细致分别为 整个测量范围尺度（map-wise）、簇尺度（clustering-wise）和通道尺度（channel-wise），以及不同的水平，即群组水平和个体水平。结果发现，在群体水平上，前两个较大尺度的重测信度非常好，而在较小的通道尺度相对较差；而在个体水平上，前两个较大尺度的重测信度同样可以接受，而通道尺度的相对较差。同时三种血红蛋白浓度的重测信度差异不大。这表明用 ICA 分析 fNIRS 静息功能连接的方法，在个体和群组层面，在较大尺度上是重测可靠的。而需要小心使用个体的通道尺度的结果。

上述研究说明 ICA 作为一个分析 fNIRS 静息功能连接的方法是重测可靠的，并且由于 ICA 的分离噪声的能力，使得其相对于基于种子点计算功能连接的方法有着更强的特异性和敏感性。

四、ICA 双人数据分析

fNIRS 多脑成像是社会神经科学的新兴技术手段。fNIRS 多脑成像的数据分析方法目前还较为单一，主要以逐测量通道计算脑间连接为主。然而 fNIRS 数据中含有多种噪声成分，信噪比较低。若直接使用原始 fNIRS 数据计算脑间连接，其敏感性和特异性将受到很大影响。ICA 作为 fNIRS 的一种多元分析方法能够在剥离各种噪声的同时，提取出感兴趣的神经活动成分。因此，Zhao 等将 ICA 应用于 fNIRS 脑间连接的计算，并取得了较好的结果（Zhao et al.，2017）（图 6-26）。为区别于传统的测量通道级别的脑间连接分析方法，Zhao 等将该方法命名为源级别（source-level）的脑间连接计算方法。

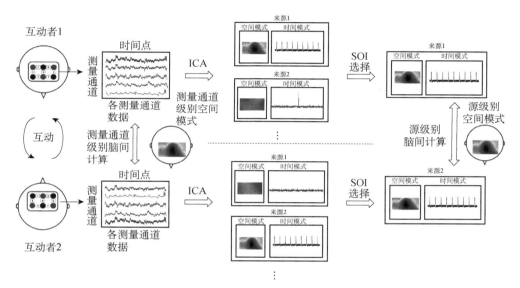

图 6-26　源级别的脑间连接计算方法（Zhao et al.，2017）（见彩图 6-26）

传统的测量通道级别计算方法直接利用 fNIRS 原始时间序列逐导计算脑间连接。而源级别的脑间连接计算则首先利用 ICA 将两个受试者的 fNIRS 数据分别分解为多个源，再通过源的时空间模式选择感兴趣的源，最后计算感兴趣源的时间序列间的脑间连接。作者通过模拟实验和真实实验验证了该方法相对于传统观测通道级别的脑间连接计算有着更高的特异性和敏感性。在模拟实验中，作者模拟生成了同时具有脑间连接源和噪声源的 fNIRS 双人数据（图 6-27），并分为两种情况设置了噪声源：交互双方的噪声源不同步，以及交互双方的噪声源同步（模拟双人交互中非神经生理同步现象）。之后作者分别利用传统方法和源级别脑间连接计算方法分析了模拟产生的双人数据。结果显示在噪声源不同步情况下（情况 1），源级别的脑间连接方法能够避免噪声的干扰，提高脑间连接检测的敏感性（图 6-28）。在噪声源同步的情况下（情况 2），源级别脑间连接能够分解出假的生理噪声同步，提高了脑间连接检测和特异性（图 6-29）。

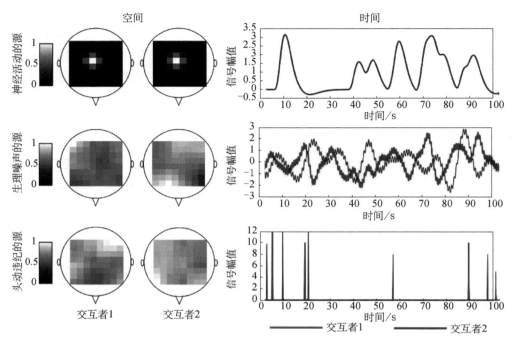

图 6-27　模拟的脑间连接源和噪声源（Zhao et al.，2017）（见彩图 6-27）

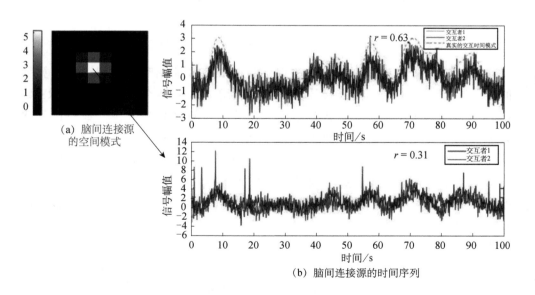

（a）脑间连接源
的空间模式

（b）脑间连接源的时间序列

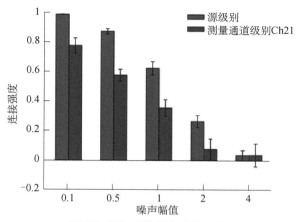

（c）不同噪声水平下源级别和导联级别的脑间连接强度

图 6-28　噪声的干扰而导致测量通道级别脑间连接的敏感性下降（Zhao et al.，2017）（见彩图 6-28）

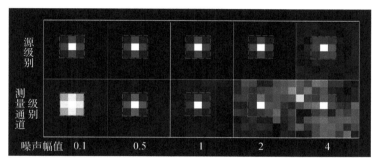

图 6-29　假的脑间连接导致测量通道级别的脑间连接特异性降低（Zhao et al.，2017）（见彩图 6-29）

在真实试验中，作者利用了双人同步按键的实验数据。在实验中，受试者通过耳机听到对方敲击键盘的声音并尽可能地与之达成同步，实验流程和光极板配置见图 6-30。实验结果显示，源级别的脑间连接计算方法在 mPFC 区域发现了脑间连接的源，与前人的结果相似，而观测通道级别的脑间连接计算呈现出全局性，可能受到了全局同步生理噪声的影响。同时，源级别的方法发现的脑间链接的连接强度要高于观测通道级别方法发现的连接强度。故真实实验结果同样反映了源级别的脑间连接计算方法比传统方法有更好的敏感性和特异性（图 6-31）。

这些结果都显示出基于 ICA 的源级别的脑间连接计算方法的有效性，并且相对于测量通道级别的计算方法，源级别的方法的敏感性和特异性有着明显的提高。

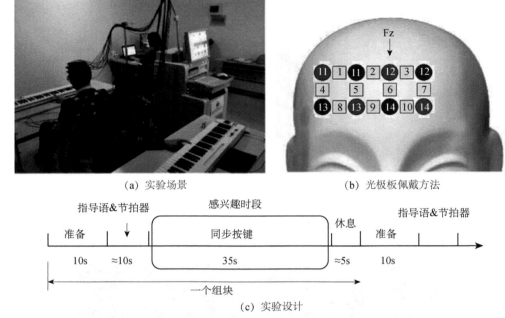

（a）实验场景 　　　（b）光极板佩戴方法

（c）实验设计

图 6-30　双人交互真实实验场景、光极板佩戴方法和实验设计（Zhao et al.，2017）（见彩图 6-30）

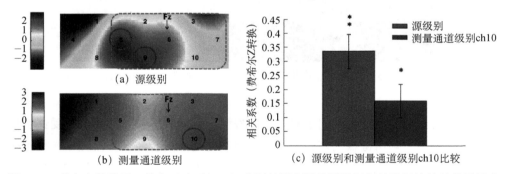

（a）源级别 　　　（b）测量通道级别 　　　（c）源级别和测量通道级别ch10比较

图 6-31　真实实验结果。其中（a）和（b）为源级别和测量通道级别的脑间连接的结果的空间图，圆圈中为相应显著的测量通道；（c）为脑间两种方法脑间连接强度的比较（Zhao et al.，2017）（见彩图 6-31）

综上所述，ICA 分析方法已经被应用到了 fNIRS 的不同研究范式，例如静息态、任务态以及双人神经科学中。ICA 既可以作为预处理的去噪方法，也可以作为一种数据驱动、探索性的方法克服传统激活区检测方法的不足。这使得 ICA 成为 fNIRS 领域的研究中一种很有潜力的计算方法。然而在使用 ICA 方法时需要注意以下事宜。第一，ICA 方法中重要参数的选择。例如，在利用 PCA 降维的预处理中，保留成分的数量是一个重要的问题。第二，不同的 ICA 算法的性能需要进行比较和评估，同时这些方法的可靠性和稳定性还需要进一步地在不同的实验范式和科学问题中加以评估和检验。第三，ICA 模型可能会结合具体的 fNIRS 数据特点加以进一步的改进，更好的 ICA 模型可能被提出。第四，如何挑选感兴趣的成分还是个问题。现有的方法大多采用手动选择的方式，主观性较强，亟需更加客观的或自动的提取感兴趣成分的方法。第五，如何产生 fNIRS 组级别的 ICA 结果还不是很清晰，需要提出如组 ICA 之类的新方法。上述基于 ICA 的 fNIRS 数据分析功能将在 NIRS-KIT 软件平台上陆续发布，共研究者免费使用。

参 考 文 献

Babiloni，C.，Vecchio，F.，Infarinato，F.，Buffo，P.，Marzano，N.，Spada，D.，et al. （2011）. Simultaneous recording of electroencephalographic data in musicians playing in ensemble. *Cortex，47*（9），1082-1090.

Baess，P.，Zhdanov，A.，Mandel，A.，Parkkonen，L.，Hirvenkari，L.，Mäkelä，J. P.，et al. （2012）. MEG dual scanning：a procedure to study real-time auditory interaction between two persons. *Frontiers in Human Neuroscience，6，*83.

Belouchrani，A.，Abed-Meraim，K.，Cardoso，J. F.，& Moulines，E.（1993，May）. Second-order blind separation of temporally correlated sources. In *Proceedings of Internatiomal Conference. Digital Signal Processing*（pp. 346-351）.

Biswal，B.，Zerrin Yetkin，F.，Haughton，V. M.，& Hyde，J. S.（1995）. Functional connectivity in the motor cortex of resting human brain using echo‐planar MRI. *Magnetic Resonance in Medicine，34*（4），537-541.

Bullmore，E.，& Sporns，O.（2009）. Complex brain networks：graph theoretical analysis of structural and functional systems. *Nature Reviews Neuroscience，10*（3），186-198.

Cacioppo，J. T.，Berntson，G. G.，Adolphs，R.，Carter，C. S.，McClintock，M. K.，Meaney，M. J.，et al.（2002）. *Foundations in Social Neuroscience.* Cambridge：MIT Press.

Calhoun，V. D.，Liu，J.，& Adalı，T.（2009）. A review of group ICA for fMRI data and ICA for joint inference of imaging，genetic，and ERP data. *Neuroimage，45*（1），S163-S172.

Carrington，S. J.，& Bailey，A. J.（2009）. Are there theory of mind regions in the brain？ A review of the neuroimaging literature. *Human Brain Mapping，30*（8），2313-2335.

Cui，X.，Bryant，D. M.，& Reiss，A. L.（2012）. NIRS-based hyperscanning reveals increased interpersonal coherence in superior frontal cortex during cooperation. *Neuroimage，59*（3），2430-2437.

Duan，L.，Dai，R.，Xiao，X.，Sun，P.，Li，Z.，& Zhu，C.（2015）. Cluster imaging of multi-brain networks（CIMBN）：A general framework for hyperscanning and modeling a group of interacting brains. *Frontiers in Neuroscience*, *9*, 267.

Duan, L., Zhang, Y. J., & Zhu, C. Z. (2012). Quantitative comparison of resting-state functional connectivity derived from fNIRS and fMRI: A simultaneous recording study. *Neuroimage*, *60* (4), 2008-2018.

Dumas, G., Nadel, J., Soussignan, R., Martinerie, J., & Garnero, L. (2010). Inter-brain synchronization during social interaction. *PloS One*, *5* (8), e12166.

Dunbar, R. I. (1998). The social brain hypothesis. *Evolutionary Anthropology: Issues, News, and Reviews*, *6* (5), 178-190.

Fox, M. D., & Raichle, M. E. (2007). Spontaneous fluctuations in brain activity observed with functional magnetic resonance imaging. *Nature Reviews Neuroscience*, *8* (9), 700-711.

Frith, C. D., & Frith, U. (2007). Social cognition in humans. *Current Biology*, *17* (16), R724-R732.

Funane, T., Kiguchi, M., Atsumori, H., Sato, H., Kubota, K., & Koizumi, H. (2011). Synchronous activity of two peoples prefrontal cortices during a cooperative task measured by simultaneous near-infrared spectroscopy. *Journal of Biomedical Optics*, *16* (7), 077011.

Gallese, V., Keysers, C., & Rizzolatti, G. (2004). A unifying view of the basis of social cognition. *Trends in Cognitive Sciences*, *8* (9), 396-403.

Hasson, U., Ghazanfar, A. A., Galantucci, B., Garrod, S., & Keysers, C. (2012). Brain-to-brain coupling: A mechanism for creating and sharing a social world. *Trends in Cognitive Sciences*, *16* (2), 114-121.

Holper, L., Goldin, A. P., Shalóm, D. E., Battro, A. M., Wolf, M., & Sigman, M. (2013). The teaching and the learning brain: A cortical hemodynamic marker of teacher-student interactions in the Socratic dialog. *International Journal of Educational Research*, *59*, 1-10.

Homae, F., Watanabe, H., Nakano, T., & Taga, G. (2011). Large-scale brain networks underlying language acquisition in early infancy. *Frontiers in Psychology*, *2*, 93.

Homae, F., Watanabe, H., Otobe, T., Nakano, T., Go, T., Konishi, Y., & Taga, G. (2010). Development of global cortical networks in early infancy. *Journal of Neuroscience*, *30* (14), 4877-4882.

Honey, C. J., Sporns, O., Cammoun, L., Gigandet, X., Thiran, J. P., Meuli, R., & Hagmann, P. (2009). Predicting human resting-state functional connectivity from structural connectivity. *Proceedings of the National Academy of Sciences*, *106* (6), 2035-2040.

Hyvärinen, A., & Oja, E. (2000). Independent component analysis: Algorithms and applications. *Neural Networks*, *13* (4-5), 411-430.

Jiang, J., Chen, C., Dai, B., Shi, G., Ding, G., Liu, L., & Lu, C. (2015). Leader emergence through interpersonal neural synchronization. *Proceedings of the National Academy of Sciences*, *112* (14), 4274-4279.

Jiang, J., Dai, B., Peng, D., Zhu, C., Liu, L., & Lu, C. (2012). Neural synchronization during face-to-face communication. *Journal of Neuroscience*, *32* (45), 16064-16069.

Katura, T., Sato, H., Fuchino, Y., Yoshida, T., Atsumori, H., Kiguchi, M., et al.

（2008）. Extracting task-related activation components from optical topography measurement using independent components analysis. *Journal of Biomedical Optics*，*13*（5），54008.

Kikuchi，M.，Shitamichi，K.，Yoshimura，Y.，Ueno，S.，Hiraishi，H.，Hirosawa，T.，et al. （2013）. Altered brain connectivity in 3-to 7-year-old children with autism spectrum disorder. *NeuroImage: Clinical*，*2*，394-401.

Kohno，S.，Miyai，I.，Seiyama，A.，Oda，I.，Ishikawa，A.，Tsuneishi，S.，et al. （2007）. Removal of the skin blood flow artifact in functional near-infrared spectroscopic imaging data through independent component analysis. *Journal of Biomedical Optics*，*12*（6），62111.

Konvalinka，I.，& Roepstorff，A.（2012）. The two-brain approach：How can mutually interacting brains teach us something about social interaction? *Frontiers in human neuroscience*，*6*，215.

Lee，R. F.，Dai，W.，& Jones，J.（2012）. Decoupled circular - polarized dual - head volume coil pair for studying two interacting human brains with dyadic fMRI. *Magnetic Resonance in Medicine*，*68*（4），1087-1096.

Li，J.，Qiu，L.，Xu，L.，Pedapati，E. V.，Erickson，C. A.，& Sunar，U.（2016）. Characterization of autism spectrum disorder with spontaneous hemodynamic activity. *Biomedical Optics Express*，*7*（10），3871-3881.

Liu，T.，& Pelowski，M.（2014）. A new research trend in social neuroscience：Towards an interactive - brain neuroscience. *PsyCh Journal*，*3*（3），177-188.

Lu，C. M.，Zhang，Y. J.，Biswal，B. B.，Zang，Y. F.，Peng，D. L.，& Zhu，C. Z.（2010）. Use of fNIRS to assess resting state functional connectivity. *Journal of Neuroscience Methods*，*186*（2），242-249.

Markham，J.，White，B. R.，Zeff，B. W.，& Culver，J. P.（2009）. Blind identification of evoked human brain activity with independent component analysis of optical data. *Human Brain Mapping*，*30*（8），2382-2392.

Medvedev，A. V.，Kainerstorfer，J.，Borisov，S. V.，Barbour，R. L.，& VanMeter，J.（2008）. Event-related fast optical signal in a rapid object recognition task：Improving detection by the independent component analysis. *Brain Research*，*1236*，145-158.

Mesquita，R. C.，Franceschini，M. A.，& Boas，D. A.（2010）. Resting state functional connectivity of the whole head with near-infrared spectroscopy. *Biomedical Optics Express*，*1*（1），324-336.

Montague，P. R.，Berns，G. S.，Cohen，J. D.，McClure，S. M.，Pagnoni，G.，Dhamala，M.，et al.（2002）. Hyperscanning：Simultaneous fMRI during linked social interactions. *Neuroimage*，*16*，1159-1164.

Morren，G.，Wolf，M.，Lemmerling，P.，Wolf，U.，Choi，J. H.，Gratton，E.，et al.（2004）. Detection of fast neuronal signals in the motor cortex from functional near infrared spectroscopy measurements using independent component analysis. *Medical and Biological Engineering and Computing*，*42*（1），92-99.

Naoi，N.，Fuchino，Y.，Shibata，M.，Niwa，F.，Kawai，M.，Konishi，Y.，et al.（2013）. Decreased right temporal activation and increased interhemispheric connectivity in response to speech in preterm infants at term-equivalent age. *Frontiers in Psychology*，*4*，94.

Niu，H.，Zhu，C.，Khadka，S.，Tian，F.，Lin，Z. J.，Lu，C. M.，Zhu，C. et al.（2011）. Resting-state functional connectivity assessed with two diffuse optical tomographic systems. *Journal of Biomedical Optics*，*16*（4），046006.

Niu，H.，Wang，J.，Zhao，T.，Shu，N.，& He，Y. (2012). Revealing topological organization of human brain functional networks with resting-state functional near infrared spectroscopy. *PLoS One*，*7*（9），e45771.

Posner，M. I.，& Raichle，M. E.（1994）. *Images of Mind*. New York：Scientific American Library/Scientific American Books.

Raichle，M. E.（2006）. The brains dark energy. *Science*，*314*（5803），1249.

Rizzolatti，G.，& Craighero，L.（2004）. The mirror-neuron system. *Annual. Review of Neuroscience*，*27*，169-192.

Robertson，F. C.，Douglas，T. S.，& Meintjes，E. M.（2010）. Motion artifact removal for functional near infrared spectroscopy：A comparison of methods. *IEEE Transactions on Biomedical Engineering*，*57*（6），1377-1387.

Sasai，S.，Homae，F.，Watanabe，H.，& Taga，G.（2011）. Frequency-specific functional connectivity in the brain during resting state revealed by NIRS. *Neuroimage*，*56*（1），252-257.

Sasai，S.，Homae，F.，Watanabe，H.，Sasaki，A. T.，Tanabe，H. C.，Sadato，N.，& Taga，G.（2012）. A NIRS-fMRI study of resting state network. *Neuroimage*，*63*（1），179-193.

Sato，H.，Kiguchi，M.，Maki，A.，Fuchino，Y.，Obata，A.，Yoro，T.，& Koizumi，H.（2006）. Within-subject reproducibility of near-infrared spectroscopy signals in sensorimotor activation after 6 months. *Journal of Biomedical Optics*，*11*（1），014021.

Schilbach，L.（2010）. A second-person approach to other minds. *Nature Reviews Neuroscience*，*11*（6），449.

Schippers，M. B.，Roebroeck，A.，Renken，R.，Nanetti，L.，& Keysers，C.（2010）. Mapping the information flow from one brain to another during gestural communication. *Proceedings of the National Academy of Sciences*，*107*（20），9388-9393.

Stone，J. V.（2004）. *Independent Component Analysis：A Tutorial Introduction*. Cambridge：MIT Press.

Tanabe，H. C.，Kosaka，H.，Saito，D. N.，Koike，T.，Hayashi，M. J.，Izuma，K.，et al.（2012）. Hard to "tune in"：Neural mechanisms of live face-to-face interaction with high-functioning autistic spectrum disorder. *Frontiers in Human Neuroscience*，*6*，268.

Tomlin，D.，Nedic，A.，Prentice，D. A.，Holmes，P.，& Cohen，J. D.（2013）. The neural substrates of social influence on decision making. *PloS One*，*8*（1），e52630.

White，B. R.，Liao，S. M.，Ferradal，S. L.，Inder，T. E.，& Culver，J. P.（2012）. Bedside optical imaging of occipital resting-state functional connectivity in neonates. *Neuroimage*，*59*（3），2529-2538.

White，B. R.，Snyder，A. Z.，Cohen，A. L.，Petersen，S. E.，Raichle，M. E.，Schlaggar，B.

L., & Culver, J. P. (2009). Resting-state functional connectivity in the human brain revealed with diffuse optical tomography. *Neuroimage*, *47*（1）, 148-156.

Zhang, D., & Raichle, M. E. (2010). Disease and the brains dark energy. *Nature Reviews Neurology*, *6*（1）, 15.

Zhang, H., Zhang, Y. J., Duan, L., Ma, S. Y., Lu, C. M., & Zhu, C. Z. (2011a). Is resting-state functional connectivity revealed by functional near-infrared spectroscopy test-retest reliable? *Journal of Biomedical Optics*, *16*（6）, 67008.

Zhang, H., Duan, L., Zhang, Y. J., Lu, C. M., Liu, H., & Zhu, C. Z. (2011b). Test-retest assessment of independent component analysis-derived resting-state functional connectivity based on functional near-infrared spectroscopy. *Neuroimage*, *55*（2）, 607-615.

Zhang, H. Zhang, Y. J., Lu, C. M., Ma, S. Y., Zang, Y. F., & Zhu, C. Z. (2010a). Functional connectivity as revealed by independent component analysis of resting-state fNIRS measurements. *Neuroimage*, *51*（3）, 1150-1161.

Zhang, Y. J., Lu, C. M., Biswal, B. B., Zang, Y. F., Peng, D., & Zhu, C. Z. (2010b). Detecting resting-state functional connectivity in the language system using functional near-infrared spectroscopy. *Journal of Biomedical Optics*, *15*（4）, 047003.

Zhao, Y., Dai, R. N., Xiao, X., Zhang, Z., Duan, L., Li, Z., & Zhu, C. Z. (2017). Independent component analysis-based source-level hyperlink analysis for two-person neuroscience studies. *Journal of Biomedical Optics*, *22*（2）, 27004.

Ziehe, A., & Müller, K. R. (1998). TDSEP—an efficient algorithm for blind separation using time structure. In *International Conference on Artificial Neural Networks*（pp. 675-680）. London: Springer.

Zou, Q. H., Zhu, C. Z., Yang, Y., Zuo, X. N., Long, X. Y., Cao, Q. J., et al. (2008). An improved approach to detection of amplitude of low-frequency fluctuation（ALFF）for resting-state fMRI: Fractional ALFF. *Journal of Neuroscience Methods*, *172*（1）, 137-141.

附 录

附录1 fNIRS常用软件工具包

近年来国际上陆续出现了多个 fNIRS 软件，主要涉及 fNIRS 信号预处理与统计分析、fNIRS 解剖定位以及光学图像重构与仿真等。这些软件的出现和使用对推动 fNIRS 发展起到了重要作用。下面将介绍几个有代表性的 fNIRS 工具软件。

一、NIRS-KIT

NIRS-KIT 是笔者研究团队在十余年算法与代码积累的基础上，于 2019 年发布的一款同时支持任务态和静息态 fNIRS 数据分析的图形化界面软件（软件著作权登记号 2019SR1299168）[①]。

（一）软件下载与安装

1）支持操作系统：Windows7（或 windows10）、Linux 和 Mac OS 系统。

2）软件依赖：①MATLAB R2012 及以上版本；②SPM8 或 SPM12 工具包[②]。

3）软件安装：首先下载 NIRS-KIT 和 SPM 安装包，解压后分别添加到 MATLAB 的搜索路径。然后，在 MATLAB 的命令窗口输入"NIRS-KIT"即可打开软件主界面（附图 1-1 上）。

[①] NIRS-KIT 软件的下载地址为 https://www.nitrc.org/projects/nirskit/。

[②] SPM 下载地址为 https://www.fil.ion.ucl.ac.uk/spm/software/spm12/。

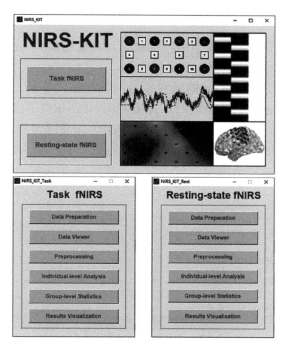

附图 1-1　NIRS-KIT 主界面（上）及 Task fNIRS（左下）和 Resting-state fNIRS（右下）分析的主界面

（二）功能概览

NIRS-KIT 同时支持静息态 fNIRS（resting-state fNIRS，附图 1-1 右下）和任务态 fNIRS（task fNIRS，附图 1-1 左下）数据分析。

按照常规的分析流程，静息态 fNIRS 和任务态 fNIRS 数据分析主要包括以下几个步骤：数据准备、数据检查、预处理、个体水平分析、群组水平分析和结果可视化。下面首先介绍使用 NIRS-KIT 进行静息态 fNIRS 数据分析的具体方法和流程。在任务态 fNIRS 数据分析部分将着重介绍任务数据分析特有的环节。

（三）静息态 fNIRS 数据分析

1. 数据准备

fNIRS 研究者借助放置在被试头壳的光极类观测皮层特定位置的神经活动，实验过程中需记录多种数据。除了被试 ID、fNIRS 设备型号、数据采样率等基本信息外，主要包含脑功能相关的时间序列信息，以及量位置相关的空间信息两大类。NIRS-KIT 定义了一种较为易用的数据格式，将上述两大类信息纳入其中。

光极信息：光极排布（发射极、接收极与测量通道）、光极在被试头上位置及观测的皮层位置与分区信息。

由于这些数据常来自不同的采集设备，导致格式不同，无法直接在 NIRS-KIT 中进行分析。在数据分析之前，需要利用 NIRS-KIT 的数据准备模块（bata preparation module，见附图 1-2），将不同 fNIRS 设备采集的光强/血氧数据、不同放置位置与排布的光极数据转化整合为统一的 NIRS-KIT 数据格式（以 MATLAB 的.mat 格式进行存储）。

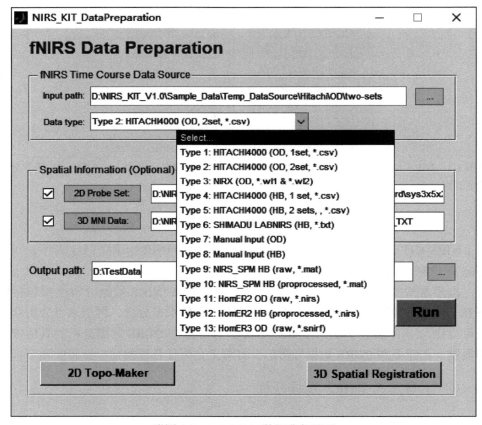

附图 1-2　NIRS-KIT 数据准备界面

（1）脑功能相关的时间序列数据准备

首先，不同 fNIRS 的设备采集到的原始数据类型和存储格式有很大的差异。对于数据类型来说，有些 fNIRS 信号采集设备输出原始的光强数据（例如日立的 ETG4000/7000，NIRX 的采集设备），而有些设备可以直接输出经过解算后的血红蛋白数据（例如日立的 ETG4000/7000 和岛津的 LABNIRS 设备），而且每种采集设备都有各自的存储规范和格式，例如岛津设备输出的原始的时间序列的数据存储格式为 .txt，日立机器输出的原始数据格式为 .csv，NIRX 的设备输出的原始数据格式为 .wl1 和 .wl2。我们需要对这些数据类型不同、存储格式各异的原始数据进行格式转换，以便于数据分析时统一读取和写入。

NIRS-KIT 软件提供将这些常用设备（岛津、日立和 NIRX）（附图 1-2）不同格式的原始时间序列数据整理成一个统一的易读写的 .mat 格式数据的功能。对于数据类型为光强的原始数据，NIRS-KIT 会在数据读入后，采用修正的比尔-朗伯定律进行解算，从而获得血氧浓度数据；对于数据类型已经为血红蛋白浓度变化的原始数据，NIRS-KIT 将其读入并存储为成 NIRS-KIT 规定的数据结构。

对于其他一些尚未支持的设备，NIRS-KIT 提供了手动编辑输入的功能（附图 1-2），用户可以将原始的光强数据或血氧数据整理成固定格式的 .txt 或 .excel 文件后输入，并提供一些必要的参数（如 DPF 值），然后软件将自动把该数据转换成 NIRS-KIT 所支持的血红蛋白数据格式。

除此之外，NIRS-KIT 还支持两种常用 fNIRS 数据分析软件的原始或预处理后的数据（NIRS_SPM .mat 和 Homer2 .nirs）（附图 1-2），可将原有数据格式转换并存储为 NIRS-KIT 格式。另外，SNIRF 格式是 fNIRS 领域最新推出的一个标注的数据共享格式[①]，NIRS-KIT 也支持该格式的光强数据作为输入（附图 1-2）。

（2）空间信息数据准备

1）光极/测量通道的拓扑信息准备（Topo-maker 按钮）。fNIRS 研究中，光极板由发射极及接收极组成。一对发射-接收光极形成一个测量通道。发射极、接收极与测量通道的空间拓扑信息在信号质量检查、结果可视化、结果解释中均具有重要意义。NIRS-KIT 提供了一些常用光极板配置文件（包括 3×3、3×5、3×5×2、3×1 及 4×4 形状的光极板配置文件），用户可以直接选择合适的配置文件，将其整合到 NIRS-KIT 的 .mat 文件中。如果在软件的实例文件中没有与用户要求对应的光极板信息，NIRS-KIT 提供了一个简单且灵活的 Topo-maker 模块，支持用户根据自己的要求定制任意形状的光极配置文件（附图 1-3，附图 1-4）。

---

① 详见 https://fnirs.org/。

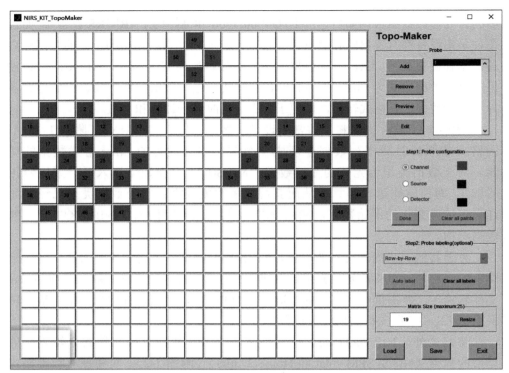

附图 1-3　Topo-maker 界面及光极板制作示例（自定义的 52 个测量通道的光极板）

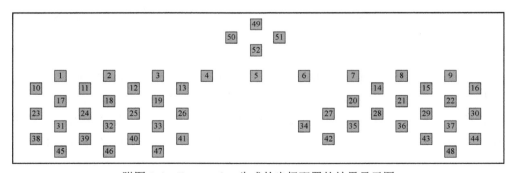

附图 1-4　Topo-maker 生成的光极配置的结果显示图

2）光极/测量通道在标准脑空间的三维位置信息。fNIRS 实验中，光极和测量通道在标准的三维脑空间的位置信息对于结果可视化和对结果进行理论解释十分重要，在文章中通常也要求报告各通道所对应的 MNI 坐标及解剖分区。这里，NIRS-KIT 提供了一个配置的模块，支持用户加载从三维定位仪获取的含有被试个体空间发射极、接收极、测量通道及头壳标点与 10-20 系统参考点的坐标文件，然后该模块通过调用 NFRI 工具包（Singh et al.，2005）实现个体空间坐标到标准脑空间的概率配准，最终输出光极/测量通道在标准脑空间对应的 MNI 坐标，并将其整合到 NIRS-KIT 数据文件中。除此之外，该模块还支持输出某一光极/测量通道在几种常用脑图谱（AAL、Brodmann area 和 LPBA40）中对应的解剖分区标号。

2. 数据预览与质量检查

在数据准备结束后，我们已经获取了信息丰富且易于读写的 NIRS-KIT 格式的原始数据文件。血氧数据需要经过数据检查和质量控制后才能进入后续正式的静息态数据分析。NIRS-KIT 的数据查看（Data Viewer）模块（附图 1-5）提供了强大的、丰富的可视化功能，以便研究者分别从时域和频域来对 fNIRS 数据进行预览和检查，进而全面了解数据的噪声分布特征，帮助确定后续的预处理参数。该模块的主要功能包括：①显示测量通道的空间拓扑分布，可以通过手动输入通道的编号，或者点击光极板配置板块中通道对应的编号来便捷地选择要显示的通道时间序列；②同时显示所选通道时间序列和对应频谱；③用户可以根据自己需要选择显示 HbO_2、HbR、HbT 中的某种或者同时显示多种信号类型；④多个选中通道的信号同时显示；⑤对原始信号进行预处理，预处理后信号和原始信号可同时显示，方便看到预处理的效果，以帮助确定最终预处理步骤与参数；⑥其他的辅助功能，例如缩放、剪切、颜色配置等。

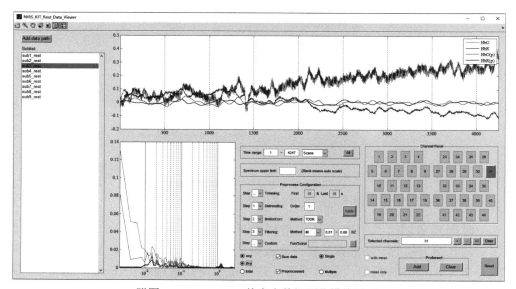

附图 1-5　NIRS-KIT 静息态数据预览模块界面

3. 预处理

在检查完数据，并剔除了质量过差的受试者数据之后，需对数据进行数据预处理，以减少与神经活动无关的噪声对血氧信号的影响。NIRS-KIT 数据预处理模块（preprocessing module）（附图 1-6）提供了一些常用的数据预处理功能，包括时间点剪切（time point trimming）、去漂移（detrending）、头动矫正（motion correction）、滤波（filtering）、噪声回归（noise regression）和重采样（resampling）。用户可以根据自己需要自由选择和组合这些预处理的参数并自定义预处理步骤的顺序。每个预处理功能前面有多个选项，其中数字代表预处理的顺序，当选择"None"代表跳过该预处理。

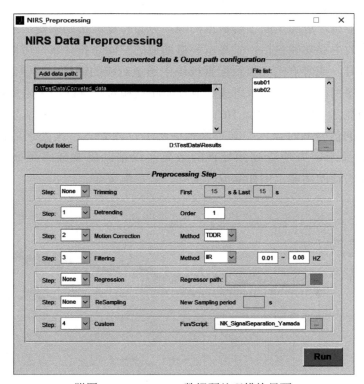

附图 1-6 NIRS-KIT 数据预处理模块界面

时间点剪切：在 fNIRS 静息态扫描开始阶段，由于被试心理状态还未平复，最开始采集的一些数据往往需要被剔除。另外，在有些情况下，当实验结束时并未停止 fNIRS 机器，数据尾部一些数据也需要被删除。在 NIRS-KIT 的预处理（preprocessing）模块中，用户可以根据自己的需要通过该功能对数据"头"和"尾"进行裁剪。

去漂移：在某些情况下，fNIRS 的信号随时间会产生慢性漂移。为消除这些系统性的趋势变化，NIRS-KIT 采用多项式拟合的算法，估计出一条线性或者非线性的变化趋势，并把它从原始的血氧信号中移除。其中，Order（阶数）为多项式的阶数，默认参数为一阶。

头动矫正：某些实验范式中被试需要做一些头部动作（例如言语交流、转头等），或者受试者为婴幼儿和儿童时，如果佩戴的光极帽松散，被试的头部动作可能会导致光极探头与头皮发生相对位移。fNIRS 信号中典型的运动伪迹在时间序列上是明显的跳变，且 HbO_2 与 HbR 会向同向跳变；空间分布上，如果是刚性光极板，头动可能造成整个光极板与头皮发生相对位移，跳变会同时反映在多个测量通道。目前软件提供了两种头动矫正方法来减小头动对信号的影响。其中一种为基于相关信号的改善方法（correlation-based signal improvement，CBSI），该方法假设正常状态下 HbO_2 和 HbR 两种信号成分的波动方向相反，而头动会引起两种信号同向变化（Cui et al.，2010）。另一种头动矫正方法（temporal derivative distribution repair，TDDR）（Fishburn et al.，2019）可以有效地去除各种跳变噪声（spike artifacts）和基线漂移（baseline shifts）除了事后去除头动影响之外，我们还可以事先预防或减小其影响。比如对实验范式进行优化，尽量避免过多或过大的头部动作，例如摇头、抬眉等；实验时间不宜过长，光极帽要有较好的包裹性（泳帽）与舒适性（海绵垫片），以缓解被试因不适感造成的头部动作。

滤波：采集到的 fNIRS 信号中，除了我们感兴趣区的信号之外，还会有一些生理的噪声（例如呼吸、心跳等），可以通过滤波的方式尽量减小其影响。NIRS-KIT 支持高通（high-pass）、低通（low-pass）和带通（band-pass）三种滤波模式。用户可以根据自己要求选择对应滤波模型，设置高频/低频截止频率。滤波范围需要用户根据自己的目的和噪声信号的分布特征来定。例如，对于静息态脑功能数据来说，在 0.01—0.08Hz 的低频震荡具有重要的信息意义（Biswal et al.，1995；Lu et al.，2007），可以反映静息状态下大脑自发的神经活动模式。NIRS-KIT 提供了三种常用的滤波器类型来完成上面的滤波功能，分别是有限脉冲响应滤波器（finite impulse response filter，FIR filter）、无限脉冲响应滤波器（infinite impulse response filter，IIR filter）和快速傅里叶变换滤波器（fast Fourier transform filter，FFT filter）。另外需要注意的是，在进行比率低频振幅（fALFF）计算前，应该进行带通滤波以去除无关信号并保留整个神经活动所在的频段，频段的选择可以参考静息态功能磁共振（resting-state fMRI）的 fALFF 分析时的频率（一般是 0—0.25Hz）。

噪声回归：fNIRS 信号采集过程中，近红外光在到达大脑皮层前，需穿过头皮、颅骨、脑膜与脑脊液等浅层组织。而这些浅层组织中也有血管，其中的血流变化对光子的吸收和散射也会反映到 fNIRS 信号中。为应对这一问题，有研究者在实验中配置短间隔导（1.5cm 左右）同步记录浅层噪声，然后通过回归的方法去除其影响。NIRS-KIT 的预处理模块提供了相应的功能，如果研究者在实验过程中配置了短导，可以借助该模块去掉浅层噪声。

重采样实验数据是受试者在不同的机器上以不同的时间采样率获取到的时候，我们需要把所有被试的数据转成相同的采样频率以便后续分析。另外，有时需要对过高时间采样率下获取的数据进行降采样以便减少处理时间和所占用的内存。这里提供了相应的功能，使用户可以根据自己的需要对原有数据进行重采样。

自定义的处理方法：在进行 fNIRS 信号预处理的时候，除了以上几种预处理方法外，用户可能有一些特异的处理需求。为此，NIRS-KIT 在预处理模块，提供了一个更加灵活的自定义接口。用户可以参考软件提供的实例文件来制作自定义的函数，然后通过添加自定义的预处理接口，来完成其特定信号处理目标。

4. 个体水平分析

在完成静息态 fNIRS 数据预处理之后，用户可以通过静息态 fNIRS 个体水平分析模块（附图 1-7）进行个体水平分析，例如计算个体水平的功能连接（functional connectivity，FC）、脑网络指标（network metrics）和低频振幅（ALFF/fALFF）。

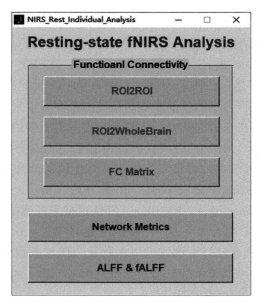

附图 1-7 静息态 fNIRS 个体水平分析主界面

功能连接：静息功能连接主要测量不同脑区之间的时间序列的相关性（Cordes et al., 2000；Van Den Heuvel & Pol，2010）。NIRS-KIT 静息态个体水平分析模块支持 感兴趣区到感兴趣区（ROI2ROI）、感兴趣区到全脑（ROI2Whole-brain）及脑区通道水平（whole brain channel-wise）的功能连接分析。

网络指标：网络图论指标主要刻画脑网络复杂的拓扑属性，例如局部的和全脑的有效性（Latora & Marchiori，2001，2003）和模块化指标（Newman，2006）等。用户可以在"Network Metrics"界面定义感兴趣的网络，然后 NIRS-KIT 会计算出对应功能连接矩阵（functional connectivity matrix），作为后续分析的输入。然后调用现在广泛使用的脑网络计算工具包 GRETNA（Wang et al.，2015）加载生成的功能连接矩阵来计算网络的图论指标。

低频振幅：ALFF 和 fALFF 是静息态功能分析时的两个重要指标，反映局部自发脑活动的强度（Zang et al., 2007；Zou et al., 2008）。我们将这两个静息态功能指标添加进 NIRS-KIT 中。另外，NIRS-KIT 提供 ALFF 和 fALFF 的标准化指标输出：mALFF、zALFF、mfALFF 和 zfALFF（附图 1-8）。

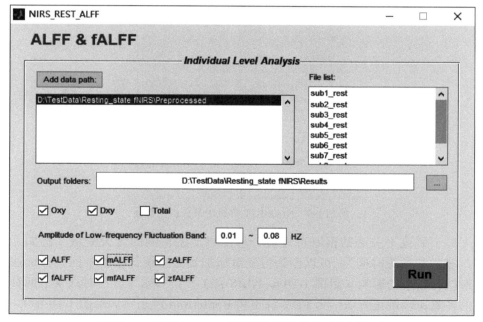

附图 1-8　静息态 fNIRS 低频振幅的个体水平分析界面

5. 群组水平分析

群体水平分析主要是为了基于多个个体进行比较或相关分析，并作出群体水平的推断。NIRS-KIT 的 Group-level Statistics 模块中提供了常用的统计参数模型来实现群体水平分析（附图 1-9），主要包括：单样本 t 检验（one-sample t-test）、双样本（独立）t 检验（two-sample t-test）、配对样本 t 检验（paired t-test）、相关分析（correlation analysis）、方差分析（包括独立测量和重复测量 ANOVA），和群组水平的平均（average）。由于功能连接矩阵（functional connectivity matrix）的个体分析指标为导与导之间的连接强度值，其数据组织方式与其他指标不同，因此在进行群体水平分析时，需要事先勾选主界面左上角的"FC Matrix"选框进行后续分析。

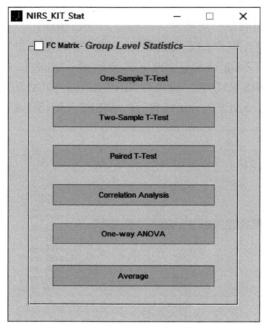

附图 1-9 NIRS-KIT 群组水平分析主界面

对于研究不关心的但有可能对分析结果产生影响的无关变量（例如，性别、年龄和训练时间），可以作为协变量添加到这些统计模型中回归掉这些因素对统计结果的影响（附图 1-10）。NIRS-KIT 在群体水平分析时提供了两种常用的多重比较矫正方法，为 FDR 矫正和 Bonferroni 矫正（如附图 1-10 中）。此外，用户还可以通过定义一个 mask 在感兴趣的通道范围内进行多重比较矫正（附图 1-10 右）。

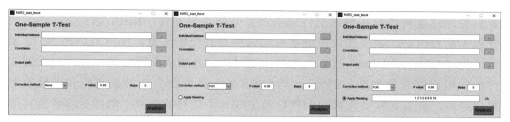

附图 1-10　NIRS-KIT 群组水平分析的多种选项模式

6. 结果可视化

在最后的结果可视化阶段，NIRS-KIT 的结果可视化模块（附图 1-11）提供了丰富的群组水平（同样也适用于个体水平）的结果可视化功能。

对于静息态 fNIRS 的 ROI2 全脑功能连接、低频振幅的结果可视化，可以使用 2D 和 3D 两种可视化功能来分析结果。

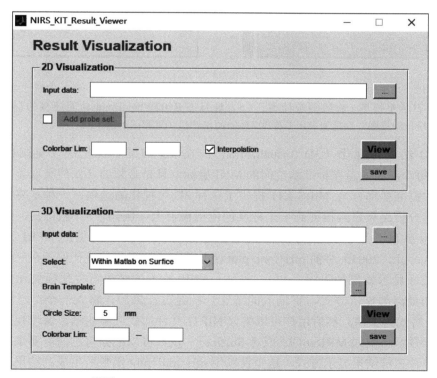

附图 1-11　NIRS-KIT Results Visualization 主界面

2D 结果可视化（2D Visualization）：在 2D 结果可视化中，光极板配置文件是必需的（如附图 1-11 上）。如果在数据准备中，光极板配置信息被整合进了转换后的数据中，最终生成的个体水平或群体水平的分析结果文件中自带光极板配置信息，这里只需要在输入文件框中选择分析结果文件，NIRS-KIT 会自动读取光极板配置信息。如果在数据准备模块未整合光极板信息，用户可以在 2D 结果可视化"Add probe set"选框处选择添加对应的光极板配置文件（光极板配置文件的获取请参看数据准备部分）。当 NIRS-KIT 读取到分析结果文件和光极板配置信息后，会首先根据光极板配置信息生成一个空白的画板，然后把统计量对应的颜色值投射到该空白画布上。这里有插值［附图 1-12（a）］和不插值［附图 1-12（b）］两种显示模式。对于 ROI2 全脑的结果可视化，推荐非插值方式。NIRS-KIT 会根据加载的结果文件自动识别并用红色圆圈标记感兴趣的种子导［附图 1-12（b）］。

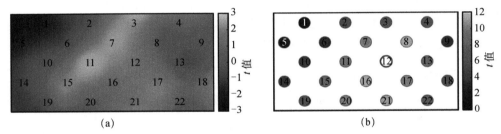

附图 1-12　二维的平面结果显示示例。（a）静息态 zfALFF 群组水平（$n=9$）的统计结果图，颜色值表示单样本 t 检验的统计值；（b）静息态 ROI2WholeBrain 功能连接的群组水平（$n=9$）统计结果图，颜色值表示单样本 t 检验的统计值（见彩图附图 1-12）

3D 结果可视化（3D Visualization）：在 3D 结果可视化中（见附图 1-11下），每个测量通道在标准脑空间的 MNI 坐标信息是必须的（如何获取该信息可参考数据准备部分）。NIRS-KIT 提供了三种 3D 可视化的选项：一种是将每个测量通道分析结果直接投射到一个标准的皮层模板上（例如，ICBM152），然后设置显示参数并导出结果图片；第二种显示方式是使用提供的 NFRI 工具包（Singh et al.，2005）中的 nfri_mni_plot 函数将每个测量导的统计值画在三维的玻璃脑上（显示效果如附图 1-13）。另外，NIRS-KIT 的结果可视化模块还提供一种更加灵活的显示方式，将输入的统计分析经过计算后，输入一个广泛使用的 NIFTI 格式的文件。然后用户可以将该 NIFTI 文件加载进某些脑影像可视化工具中进行显示，例如 MRIcroGL[①]或者 Surfice[②]。用户可以根据自己的需要来自由选择某一种三维结果显示方式，这里仅以用 nfri_mni_plot 函数所生成的结果图作为示例来展示静息态 zfALFF 的组水平分析结果（附图 1-13），其他的 3D 脑空间的结果显示将在任务态 fNIRS 结果可视化部分进行展示。

---

① MRIcroGL 网址：http://www.cabiatl.com/mricrogl/。

② Surfice 网址：https://www.nitrc.org/projects/surfice/。

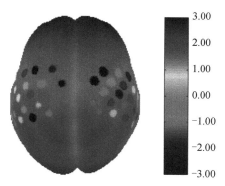

附图 1-13　静息态 zfALFF 组水平统计结果 3D 可视图。颜色值为单样本 *t* 检验的统计值（见彩图附图 1-13）

对于 channel-wise 的功能连接矩阵的结果可视化，NIRS-KIT 的 Matrix Visualization 模块同样支持 2D 和 3D 的可视化功能（附图 1-14）。用户可以通过设置显著性阈值来只显示某些显著的边，还可以定义子网络，或者对测量通道的显示顺序进行重新排列，生成 2D 效果 ［附图 1-15（a）］。对于 channel-wise 的功能连接矩阵的 3D 可视化，用户可以通过加载含有分析结果的 .mat 文件，并且添加含有每个通道 MNI 坐标信息的 excel 文件，然后 NIRS-KIT 通过计算会输出一个节点（node）文件和一个边（edge）的文件。最后，用户可以把 node 和 edge 文件输入到外部的脑连接可视化的软件中进行显示和输出合适的结果文件，例如 BrainNet Viewer（Xia et al.，2013），生成效果图如附图 1-15（b）。

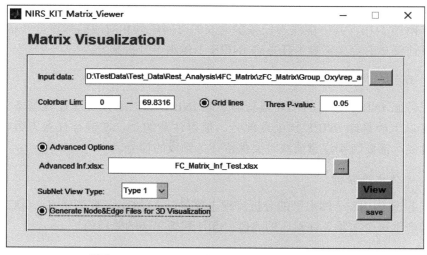

附图 1-14　NIRS-KIT 功能连接矩阵的可视化界面

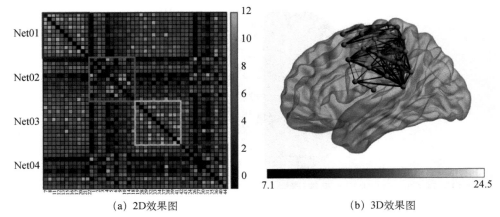

(a) 2D效果图　　　　　　　　　(b) 3D效果图

附图 1-15　功能连接矩阵的可视化结果（见彩图附图 1-15）

（四）任务态 fNIRS 数据分析

在 NIRS-KIT 中任务态 fNIRS 数据分析与静息态数据分析有许多相似之处，以下内容将略过重叠的部分，着重讲解任务态数据处理独特的部分。

1. 数据准备

数据准备阶段与静息态 fNIRS 无异，请参考静息态 fNIRS 数据准备模块。

2. 数据预览与质量检查

NIRS-KIT 为任务态 fNIRS 数据信息预览专门提供了一个界面，用户可以在左下侧通过手动输入或导入事先准备好的任务设计信息来获得任务参考波和任务频率（附图 1-16，其中虚线为任务参考波的时间序列和对应的频谱分布信息）。实验设计信息的定义请参考任务态 fNIRS 个体水平分析部分。

3. 预处理

任务态 fNIRS 数据的预处理与静息态 fNIRS 数据的预处理过程基本无异，请参考以上静息态 fNIRS 预处理部分。值得注意的是，在进行任务态数据预处理的时候，需要特别注意滤波时要保留任务频段的信号。

4. 个体水平分析

任务态 fNIRS 个体水平的分析流程主要包括：①GLM 模型定义；②GLM 参数估计产生每个实验条件对应的 β 值；③计算感兴趣的效应值。

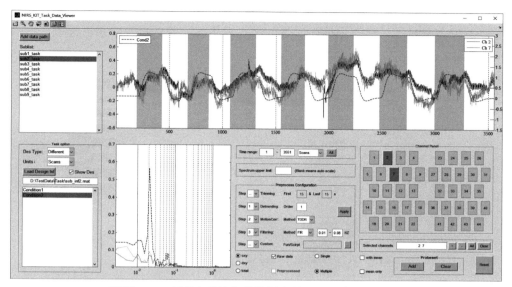

附图 1-16　任务参考波与信号同步显示（见彩图 1-16）

NIRS-KIT Task Individual Analysis 模块（附图 1-17 及附图 1-18）支持以简单快捷的方式完成以上任务态个体水平分析。首先，在添加预处理的数据之后，需要定义 GLM 模型。Task Individual Analysis 模块支持有两种方式输入实验设计信息来构建 GLM 模型：如果每个被试的设计信息是一样的，用户可以在界面中"Design Type"（设计类型）选择"Same"（相同）进行手动输入每个条件的condition name（条件名称）、onset time（起始时间）和 duration（持续时间）来构建 GLM 模型（附图 1-17）；当被试的设计信息不一样，手动输入费事费力且易出错，这里我们提供了一种简洁快速的模型构建方式。用户需事先按照要求（参照示例文件）构建好一个含有每个被试的设计信息的 .mat 文件，然后将界面"Design Type"类型选择为"Different"（不同），加载该 .mat 文件即可快速实现GLM 模型的构建（附图 1-18）。在模型创建过程中，NIRS-KIT 还支持将一些无关变量（如浅层噪声的时间序列）作为协变量加入到 GLM 中（如附图 1-18）。当模型构建完成之后，用户可在左侧"Sub list"（子表）选框点击对应的受试者编号在右侧"Design Matrix"（设计矩阵）栏看到该被试对应的设计矩阵。

当模型构建完成后点击"Run"（运行）即可快速完成模型估计，并产生每个被试所有通道在每个条件下对应的 β 值。

最后，用户可以在"Contrast Manager"板块定义需要的 Contrast Vector（对比矢量）来估计单个条件的激活强度、多个条件的平均强度值、或者两条件之间的差异值（见附图 1-17 及附图 1-18 的右中部）。

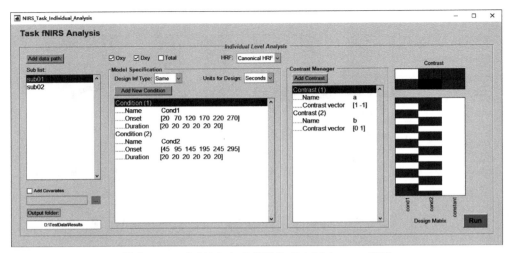

附图 1-17　手动输入任务设计信息来创建 GLM 模型

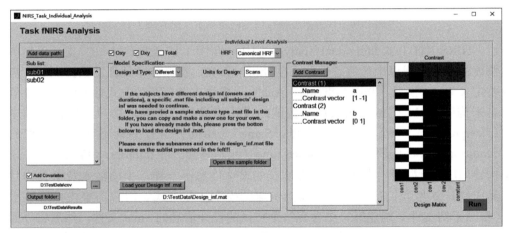

附图 1-18　Task fNIRS 个体水平分析。通过加载任务信息的 .mat 文件来创建 GLM 模型。右侧 Design Matrix 中 Cov1 和 Cov2 为两列随机生出的协变量

值得注意的是，用户可以分别去运行任务态个体水平分析的不同分析步骤，也可以在该界面一站式定义好所有设置，把个体水平分析的所有步骤一次运行完毕。

5. 群组水平分析

任务态 fNIRS 的组水平分析与静息态 fNIRS 的组水平分析无异，请参考前面静息态 fNIRS 组水平分析部分。

6. 结果可视化

前一节静息态 fNIRS 的低频振幅（ALFF）结果可视化可同样用于任务态 fNIRS 结果。这里展示另两种显示模式（都需要测量通道对应的解剖位置信息），第一种是 NIRS-KIT 软件内实现的将任务态激活结果显示在 MNI152 皮层 [附图 1-19（a）]，第二种是 NIRS-KIT 将任务态激活结果保存成 NIFTI 格式，然后利用外部作图软件（如 MRIcroGL、SurfIce）可视化 [附图 1-19（b）]。这两种三维可视化功能同样适用于静息态 fNIRS 低频振幅结果显示。

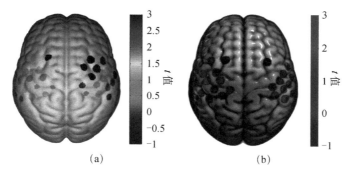

附图 1-19　一个动手实验的群组水平任务激活结果（*n*=9）。（a）为显示结果是直接通过 NIRS-KIT 画在标准脑模板的皮层表面；（b）为利用 NIRS-KIT 将组水平激活结果以固定大小的小球存储在 NIFTI 文件中，然后利用外部的可视化软件 MRIcroGL 做结果显示。图中的颜色值代表组水平统计的 *t* 值（见彩图 1-19）

二、NIRS-SPM

NIRS-SPM 是一个韩国科学研究院生物信号实验室[1]基于 Matlab 平台，在 fMRI 主流分析软件 SPM 软件[2]基础上开发的图形界面 fNIRS 数据分析软件包 （Ye et al.，2009）。由于 NIRS-SPM 的开发继承了 SPM 软件的构架和风格，而且兼容多个厂商设备的数据格式，因此迅速地被研究者接受和使用（尤其对有 SPM 使用经验的研究者），已成为目前使用频率较高的分析软件之一。

如 NIRS-SPM 主界面（附图 1-20）所示，该软件主要包括四个功能组块：①数据转化（data conversion）与空间配准（spatial registration）[附图 1-20（a）]；②GLM 模型确定与参数估计（model specification and estimation）[附图 1-20（b）]；③统计推断（Inference）与结果显示 [附图 1-20（c）]；④时间序列分析 （temporal processing）等 [附图 1-20（d）] 功能。

---

① 详情请见：http://bispl.weebly.com/nirs-spm.html#/。

② SPM：http://www.fil.ion.ucl.ac.uk/spm/。

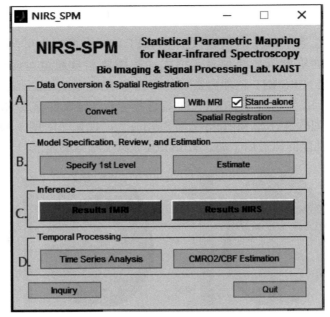

附图 1-20 NIRS-SPM 主界面

NIRS-SPM 利用修正的比尔-朗伯定律将 fNIRS 设备记录到的原始光强数据转换成血氧数据的功能。该功能支持多个厂商的 fNIRS 设备（附图 1-21）。转化结果存为 matlab 文件中（.mat 文件）（附图 1-22）。此外，NIRS-SPM 也兼容一些 fNIRS 软件的数据格式（如 HomER2）。

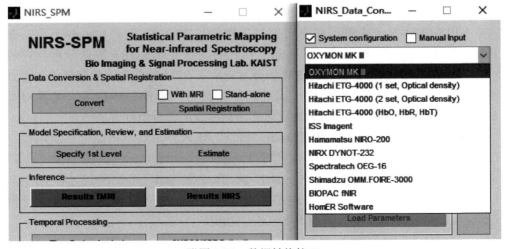

附图 1-21 数据转换接口

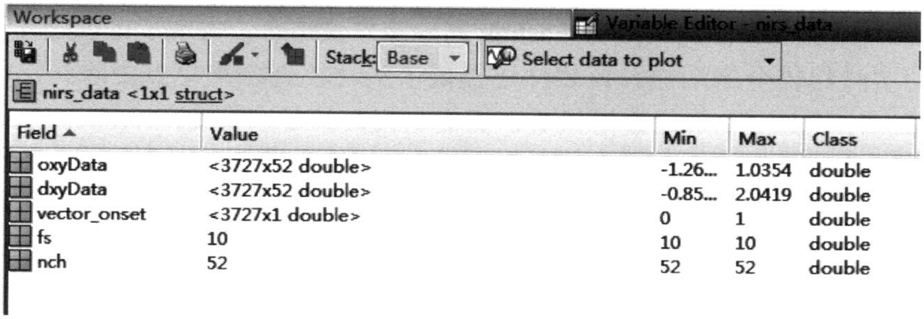

附图 1-22　NIRS-SPM 中转换后的数据存储结构

为获得每个测量通道对应脑区的 MNI 坐标，NIRS-SPM 提供了空间配准（spatial registration）功能。根据是否有被试本人的 MRI 结构像，用户可选择带有磁共振数据的空间配准（with MRI）和无磁共振数据的空间配准（stand-alone）两种方式。前者需要采集受试者本人的 MRI 结构像，并在扫描时在受试者头壳表面两个或者多个位置贴上标记物（如鱼肝油丸等），以便在扫描结果的 MRI 图像中能够确定这些位置。利用 MRI 结构像中的这些标记点位置以及其他特殊位置（比如枕骨隆突和鼻根），以及利用三维定位仪在受试者头壳表面记录这些标记位置的坐标，便可将受试者实际的头壳空间与其 MRI 结构像配准。这样就可以根据三维定位仪记录的受试者头壳表面各个 fNIRS 通道的位置，得到在 MRI 结构像中的对应脑内位置及其 MNI 坐标。后者（stand-alone）方式需要借助于 3D 定位仪采集头壳若干标志点以及全部发射与接收光极与通道的三维空间坐标，以便通过概率配准方式获得各个通道的 MNI 空间坐标以及相应的脑区解剖标号（例如 AAL 分区标号等）（Singh et al.，2005）（详见本书第四章第四节）。

NIRS-SPM 在个体水平分析阶段基本延续了 SPM 的思路，即采用 GLM 模型对个体 fNIRS 数据建模，并求解出不同实验条件对应的血氧响应指标（详见第四章第二节）。构建 GLM 设计矩阵是这一步的主要工作。设计者矩阵中主要包括了各种实验条件对应的参考波。关于如何确定组块设计与事件相关设计的参考波、如何进行参数估计、如何进行群体统计请参见本书数据分析部分（第四章）。除上述功能外，NIRS-SPM 还提供了数据浏览的工具。研究者通常需要查看一下时间序列的曲线图，审核是否有异常，包括：是否有坏导数据，某时刻是否有较大的头动造成数据突变，数据信噪比是否良好，数据是否有漂移等等。

三、VPen

VPen 是一套头部三维定位信息可视化记录系统（中国国家软件著作权登记证书：2014SR191149）。VPen 系统采用了虚拟头模型实时交互核心技术，与

Polhemus Patriot 或者 Polhemus Fastrak 三维定位仪结合，实现了定位过程全程可视化和实时纠错全新功能。该软件还提供了头动校正、重复点去除、定位仪重联、探笔校验、当次定位数据预览、历史定位数据复览等实用功能。VPen 系统可显著提高定位及记录过程的可靠性与操作便利性。

针对 fNIRS 成像定位数据的获取，VPen 系统提出并建立了一个全新的"4步操作规范"，同时提供 fNIRS 主流数据分析软件（例如 NIRS-KIT、NIRS_SPM 等）所需的头部定位数据标准格式输出，极大方便了 fNIRS 用户进行定位数据获取及数据分析。下面我们按照"4步操作规范"的顺序，对 VPen 系统的主要功能展开介绍。

（一）探笔校验

电磁定位系统可能受到环境磁场的影响而给出错误的定位数据，因此在使用前必须对探笔是否能准确测量定位数据进行检验。首先在被试头部位置附近放置一把塑料刻度尺，单击工具栏中的▨按钮，进入校验界面，提示对 0cm 处进行测量，如附图 1-23（a）所示；用户在刻度尺的零刻度处做定位记录后，校验界面提示第二个测量点，如附图 1-23（b）所示；用户在刻度尺的 10cm 刻度处做定位记录后，校验界面会给出定位仪两次记录点之间的测量距离，如附图 1-23（c）所示；比较读数与 10cm 的误差，若误差过大（比如超过 1cm），则测量环境可能存在磁场干扰。在磁环境干扰排除后，若需要再次进行定位仪测量精度校验。点击"Restart"（重启），则可以重新开始一次验笔操作。

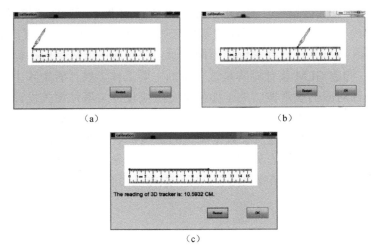

附图 1-23　探笔校验步骤。（a）为步骤一：提示在刻度尺 0 刻度线处进行测量；（b）为步骤二：提示在刻度尺 10cm 刻度处进行测量；（c）为步骤三：显示定位仪读数

（二）头壳参考点定位与记录

VPen 系统会按照 Cz（中央点）—Iz（枕骨隆突）—Nz（鼻根）—AR（右侧耳前点—Al（左侧耳前点）的顺序提示用户定位并记录这五个主参考点。若主参考点位置与实际位置相符，如附图 1-24（a）所示，则主参考点记录结束，可进入下一步操作。否则，若主参考点在头壳模型上显示的位置与实际情况相差较大，如附图 1-24（b）所示，则可用 ⬅ 按钮依次删除，之后重新定位并记录这五个主参考点。若重新输入后仍不符合要求，则提示可能是定位仪设备故障或者磁场环境不符合测量要求。

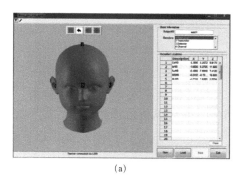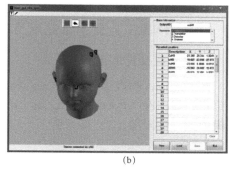

(a)　　　　　　　　　　　　　　　(b)

附图 1-24　主参考点记录结果示意图。（a）为结果显示主参考点位置与实际记录位置相符，可进入下一步操作；（b）为结果显示主参考点与实际记录位置不相符，需要重新定位并记录

五个主参考点记录结束后，用户还可以选择是否向 Reference session （参考部分）中添加辅助参考点（比如国际 10-20 参考系统参考点）。辅助参考点越多，理论上概率配准会越准确。此时请注意：每次定位并添加一个 10-20 参考系统参考点后，需要在"Recorded Locations"（记录位置）的"Description"列中添加相应的 10-20 参考系统参考点名称（附表 1-1）。

附表 1-1　10-20 系统参考点对应 VPen 系统命名

命名对照		命名对照	
10-20 系统名	VPen 命名	10-20 系统名	VPen 命名
Nz	NzHS	F8	F8HS
Iz	IzHS	Cz	CzHS
AR	ARHS	C3	C3HS
AL	ALHS	C4	C4HS
Fp1	Fp1HS	T3	T3HS
Fp2	Fp2HS	T4	T4HS
Fz	FzHS	Pz	PzHS
F3	F3HS	P3	P3HS
F4	F4HS	P4	P4HS
F7	F7HS	T5	T5HS

续表

命名对照		命名对照	
T6	T6HS	O2	O2HS
O1	O1HS		

全部参考点添加完毕后，在"Basic Information"（基础信息）下"Sessions"列表中点选其他 Session。此时会弹出"Warning"（警告）对话框，在此对话框中选择是否结束"Reference session"的记录。单击"Yes"按钮进入下一个记录 Session，单击"No"按钮继续"Reference session"的记录。

（三）fNIRS 光极和通道定位与记录

1. 发射极位置记录

在 Sessions 列表中点选"Transmitter"表项，依次记录各个发射极位置。记录位置会显示在"Recorded Locations"表格中，并会以蓝色标号的形式显示在头壳模型上，如附图 1-25（a）所示。

2. 接收极位置记录

在 Sessions 列表中点选"Detector"（探测器）表项，依次记录各个接收极位置。记录的位置会显示在"Recorded Locations"表格中，并会以蓝色标号的形式显示在头壳模型上，如附图 1-25（b）所示。

3. 测量通道位置记录

在 Sessions 列表中点选"Channel"（通道）表项，依次记录各个通道位置（一对发射极和接收极的连线中点）。记录的位置会显示在"Recorded Locations"表格中，并会以蓝色标号的形式显示在头壳模型上，如附图 1-25（c）所示。

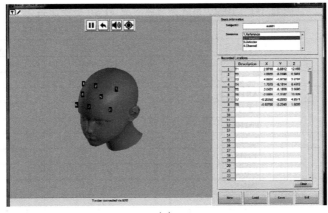

(a)

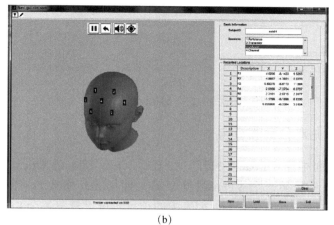

(b)

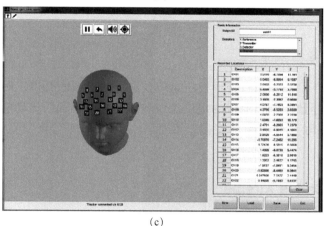

(c)

附图 1-25　光极与测量通道记录结果示意图。（a）为发射极位置记录；（b）为接收极位置记录；（c）为测量通道位置记录

（四）结果保存

主界面中单击"Save"（存储）按钮，打开"浏览文件夹对话框"。在对话框中选择要存储记录数据的目标文件夹，并单击"确定"，完成数据存储。存储完成后会得到三个文件（如附图 1-26）。其中两个 .csv 文件可以直接提供给 NIRS-KIT 和 NIRS_SPM 软件，实现概率配准。而另一个 .mat 文件是 VPen 软件专有的数据存储文件，可作为"历史定位数据复览"功能的输入。

名称	修改日期	类型	大小
sub01	2014/7/23 21:53	Microsoft Acces...	2 KB
sub01_origin.csv	2014/7/23 21:53	Microsoft Excel ...	1 KB
sub01_others.csv	2014/7/23 21:53	Microsoft Excel ...	1 KB

附图 1-26　结果文件存储

（五）历史定位数据复览

单击主界面中的"Load"按钮，打开"Select File to Open"（选择打开文件）对话框。选择某一个 VPen 数据存储文件（.mat 格式），完毕后单击"确定"。载入完成后，点选 Sessions 列表中的项目，可以复览各个 Session 中记录的坐标。需要注意的是，出于对数据安全考虑，在复览功能下不提供任何修改功能。

（六）设备掉线重连

通常情况下，当测量过程中发生定位仪意外重启或断开情况时，需要重新启动定位系统，导致刚刚已完成的定位操作数据的丢失。利用该功能，用户可先重新建立定位仪与主机的硬件连接，然后单击▼按钮即可恢复定位系统的正常工作。

四、Monte Carloe Xtreme

fNIRS 利用发射极和接收极之间的"香蕉型"光路测量大脑皮层特定位置的神经活动，光路中的每个位置光子密度不同，导致 fNIRS 信号对光路中的各个位置的血氧变化的敏感度不同。相比将发射极-接收极中点投影下去作为测量区域的传统简化方法，发射极和接收极之间真实的光路信息能帮助我们得到更符合 fNIRS 成像原理的、更准确的测量位置。同时，在 DOT 中，由于解算的需要，光路信息的获取也是必不可少的。Monte Carlo 模拟方法是一种能有效获取 fNIRS 光路信息的方法（Wang et al.，1995）。Monte Carlo eXtreme（MCX）是一个常用的实现 fNIRS 光路 Monte Carlo 模拟的软件包（Fang & Boas，2009）。其中 Monte Carlo 模拟部分由 C++语言编写，软件支持多种操作系统，包括 Windows、Linux 和 Mac OS；同时，软件提供了 MATLAB 的代码接口，即 MCXlab，便于熟悉 MATLAB 的用户使用。利用该软件包，基于被试的解剖结构信息，以及发射极和接收极的位置，可以方便和快速的实现 fNIRS 的光路模拟，得到相应的光子密度在脑组织中的分布信息。

（一）安装与配置

用户可以进入软件的官方网站 http://mcx.space 下载 MCX 软件包。MCX 基于 GPU 加速，如果计算机安装有支持 GPU 加速的显卡，可显著缩短模拟花费时间。使用 MCXlab 需要将 MCX 源码编译成 MEX 版本，以供在 MATLAB 中调用。具体的安装和配置过程读者可参考 MCX 的官方网站。安装和配置后，用户可以在软件包中的 Example 文件目录下，通过执行示例代码来验证是否安装和配置成功，并进一步熟悉和了解 MCXlab 的使用。

（二）输入信息

利用 MCX 进行 fNIRS 的光路模拟首先需要输入被试的解剖结构信息（一般来源于目标被试的结构磁共振像）。由于每层组织光学属性不同，用户需要输入分割好的解剖信息文件。用户可以利用现有的提供组织分割功能的软件，如 SPM、Freesurfer、Simnibs 来对被试原始的结构磁共振像分割。一般分割成五层组织，包括头皮、颅骨、脑脊液、灰质和白质［附图 1-27（a）］。注意 MCX 接受的结构信息文件格式为体数据格式。用户需要设定的每层组织的光学属性，包括吸收系数（μ_a），散射系数（μ_s），各项异形指标（g）和组织的折射率（N）。各个组织的光学属性值可参考已有的文献得到（Jacques，2013）。用户还需输入光极的位置信息，包括接收极和发射极的位置（可以通过在实验后用三维定位仪记录得到，见第三章第六节定位数据采集部分），以及发射极的光子输入方向信息。光子的输入方向一般设定为垂直于头皮在发射极位置的切平面，如附图 1-27（b）所示。其余的输入信息还包括：模拟光子的数量（一般设定为 108 个），模拟的时长等。

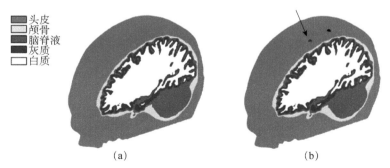

（a）　　　　　　　　　　　　　　（b）

附图 1-27　五层分割后的脑组织结构（a）以及设定发射极（箭头所示圆点）和接收极（右侧圆点）在头壳上的位置，以及发射极输入光子的方向（箭头）（b）（见彩图附图 1-27）

（三）执行光路模拟

准备好输入光路模拟的参数后，用户需要在 MATLAB 中定义一个结构体变量来存储参数。之后通过运行 mcxlab() 函数来运行光路模拟。注意得到光子密度分布需要两次执行 mcxlab() 函数，第一次函数模拟所有用户指定的光子，得到其中接收极接到的光子的标号。第二次执行 mcxlab() 函数时，用户需要额外输入第一次模拟得到的接收极接收到的光子标号，之后函数基于扰动法"重演"接收极接收到的光子在脑组织中的行程（Yao et al.，2018），并输出相应光子密度分布。

（四）输出光路模拟的结果

注意 mcxlab() 函数输出的光子密度分布的格式为体数据（与输入的解剖信息格式相同），即每个 voxel 上有一个光子密度分布值。利用输出的结果，用户可以使用一些现有的工具来将光子密度分布显示在脑组织中。附图 1-28 中显示了将输出的光子密度分布映射到三维重建后的脑组织上的结果。用户也可以进一步输出更为详细的模拟结果，比如每个光子走过的路径等。

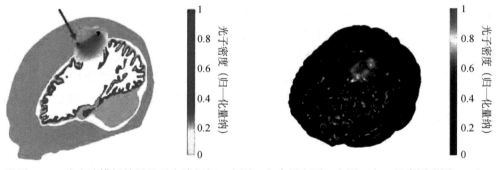

附图 1-28　将光路模拟结果显示在脑组织（左图）和皮层表面（右图）上（见彩图附图 1-28）

（五）总　结

MCX 是现有能实现光路模拟的常用软件，它具有速度快，可控参数多，操作灵活的特点。然而使用较为复杂，需要用户有一定的编程经验，以及一定的学习时间。其开发团队已经在初步开发具有图形交互界面（general user interface，GUI）的版本来简化 MCX 的使用。上述只是对 MCX 使用的简要介绍，对 MCX 更为细致的操作请参考软件官方网站提供的教程。

附录2　脑颅骨位置参考系统

在 fNIRS 研究中，研究者通常会使用脑颅骨上的一些标志点作为参考，来辅助描述和定位光极位置，以便配置和放置 fNIRS 光极板。现有的脑颅骨参考点主要来自国际 10-20 参考系统。

一、国际 10-20 参考系统

自国际 10-20 参考系统（附图 2-1）（Jasper，1958）提出以来，在半个多世纪的时间里被人们用于放置 EEG 电极。在 fNIRS 出现后，开始被用于光极的定位。

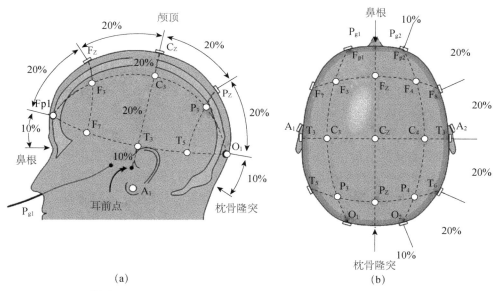

（a）　　　　　　　　　　　　　　（b）

附图 2-1　国际 10-20 参考系统（Malmivuo & Plonsey，1995）

这种方法在使用时，需分别量取受试者鼻根（nasion）和枕骨隆突（inion）以及双侧耳前点过头顶点的距离，按照该距离 10% 与 20% 的距离设置参考点（故称 10-20 参考系统）。

人工量取 10-20 参考系统各个点的步骤如下：

1）首先在头皮表面确定两条基线，一条为鼻根至枕骨隆突的前后连线（全长定义为 100%）；另一条为双侧耳前点（preaurical point）之间的左右连线（全长定义为 100%）。二者在头顶的交点为 Cz（中央点）。

2）在前后基线上，从鼻根向后 10% 处为 FPz（额极中点），从 FPz 向后每 20% 为一个参考位置，依次为 Fz（额中点）、Cz、Pz（顶点）及 Oz（枕点）。Oz 与枕骨隆突的间距为 10%。

3）在左右基线上，双侧耳前点连线距左侧耳前点 10% 处为 T3（左颞中）位置，依次向右每 20% 为一个参考位置，依次为 C3（左中央）、Cz、C4（右中央）和 T4（右颞中）。T4 距右侧耳前点间距为 10%。

4）从 FPz 通过 T3 至 Oz 的连线为左侧连线，从 FPz 向左 10% 为 FP1（左额极），从 FP1 沿左外侧向后每 20% 为一个参考位置，依次为 F7（左前额）、T3（左颞中）、T5（左后颞）及 O1（左枕），其中 T3 为此线与双侧耳前点连线的交点，O1 距 Oz 为 10%。FP2 沿右外侧向后连线与此相对应，从前向后依次为 FP2（右额极）、F8（右前颞）、T4、T6（右后颞）及 O2（右枕）。

5）从 FP1 至 O1 和从 FP2 至 O2 各作一连线，为左、右矢状旁连线，从 FP1 和 FP2 直线向后每 20% 为一个参考位点，左侧依次为 F3（左额）、C3（左中央）、P3（左顶）和 O1，右侧依次为 F4（右额）、C4、P4（右顶）和 O2。

按照类似的规律，可以向 10-20 参考系统相邻点之间增加新参考点，以提高参考系统网格的密度。常见的有国际 10-10 系统和国际 10-5 系统，最高可以参考的头壳坐标点数量超过了 300 个（Jurcak，2007）。

虽然国际 10-20 参考系统允许实验人员利用简单工具（如皮尺），按照上述步骤进行手动测量与定位，但实际操作中依然对实验员的操作水平有较高的要求，否则测量的一致性和准确性较难保证。对更密的参考系统，手动量取则更加困难。由于手动测量国际 10-20 参考系统不仅复杂而且耗时，在实际应用中，有的研究者直接将有标记国际 10-20 参考系统参考点的帽子戴在受试者头上，并大致对齐。需要注意的是，这种做法尽管很简单、快速，但是并不能获得各个国际 10-20 参考系统参考点的准确位置。为解决这个问题，肖翔等人实现了国际 10-20 参考系统自动测量与定位方法，大大提高了国际 10-20 参考系统的定位精度和定位可重复性，同时大大提高了定位速度（Xiao et al.，2017）。

二、CPC 脑颅骨空间坐标系统

由上节介绍可知，国际 10-20 参考系统采用基于颅骨参考点的比例测量，在脑颅骨区域上定义了 21 点的地标点参照系统。而且每一个地标点都由特定的测量规则得到。国际 10-20 参考系统对颅骨位置的精确描述，仅限于 21 个地标点位置。因此它不能做到对任意脑颅骨位置（任意可能的光极位置）定位。这对光极位置的准确描述以及优化等极为不利。为解决这个问题，本书作者团队提出并建立了国际上首个脑颅骨空间坐标系统——CPC 系统。

CPC 系统的基本思想是在头表面上构造一个类似于经纬线的坐标系统。与地理经纬线系统不同的是，CPC 系统对"经纬度"的确定是利用两次表面比例测量的方式确定的。假定对颅骨表面任意一点 P，下面将给出对基于表面比例测量对 P 点的定位方法。

（一）颅骨基准点

首先需要在受试者颅骨表面定位出国际 10-20 参考系统定义的五个颅骨基准点。这五个基准点分别是 Nz、AL、AR、Iz 和 Cz 点。根据国际 10-20 参考系统的定义，Nz 点（又称鼻凹点）被定义在两眼之间，鼻梁上方根部的凹陷处。Iz 点（又称枕骨隆突点），被定义在颅骨后部连接斜方肌上部的一个突起。AL 和 AR 点（又称左右耳前点）的定义在不同版本的国际 10-20 参考系统中定义存在一定的差别，在 CPC 系统中，这两个点的定义采用了 UI10-20 的方案，即选取了左右耳屏的最突出处作为耳前点的定义。在上述 4 个点的基础上，Cz 被定义为两条测地线 Nz-Cz-Iz 和 AL-Cz-AR 的交点并分别平分两条测地线的位置。

（二）表面比例测量

假定对颅骨表面任意一点 P，下面给出对基于表面比例测量对 P 点的定位方法［附图 2-2（a）］。

1）确定赤道弧。当 Nz、Cz 和 Iz 三个点按照上述方法在头表面上确定之后，3 个点可以唯一确定一个平面 $S1$，$S1$ 与头表面相交于头表面测地线 Nz-Cz-Iz，我们将这条前后向的测地线命名为赤道弧。

2）确定经线弧。对于头表面上任意一点 P，则 AL-P-AR 三个点可以唯一确定一个平面 $S2$，$S2$ 与头表面相交于头表面测地线 AL-P-AR。我们将这条左右向的测地线命名为经线弧。经线弧与赤道弧相交于唯一一点 P'。

（三）坐标表示

利用赤道弧和经线弧实现对头表面上任意一点 P 的定量表示。对赤道弧 Nz-P'-Iz，P' 点将赤道弧分为 Nz-P' 和 P'-Iz 两段，则可以定义比例

$$P1 = L_{\text{Nz-}P} / L_{\text{Nz-}P'\text{-Iz}} \tag{附-1}$$

对经线弧 AL-P-AR，P 点将经线弧分为 AL-P 和 P-AR 两段，则可以定义比例

$$P2 = L_{\text{AL-}P} / L_{\text{AL-}P\text{-AR}} \tag{附-2}$$

这样，P 点位置可以用唯一实数对（P1，P2）表示。

以上述方法，对基准点 Nz、Iz、AL 和 AR 上方颅骨区域中的任意一点 P 可以用唯一实数对（P1，P2）表示，其中，P1、P2 的取值为开区间（0，1）。反过来，对（0，1）任意实数对（P1，P2），也能够在 Nz、Iz、AL 和 AR 上方头表面区域中确定唯一一点 P。这样，Nz、Iz、AL 和 AR 上方颅骨区域就与连续域（0，1）×（0，1）建立了一一映射关系。由于该坐标系统的定义是基于颅骨表面的比例测量，因此被命名为连续比例坐标系（continuous proportional coordinates system）［附图 2-2（b）］。

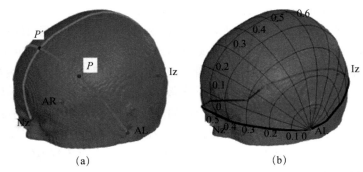

（a）   （b）

附图 2-2　CPC 颅骨坐标系统的定义。（a）为颅骨表面比例测量；（b）为一名被试头表面的 CPC 系统（Xiao et al.，2018）

CPC 坐标系统继承了 10-20 参考系统的定义原则，即 4 个颅骨基准点定义和比例测量规则。这使得两者在个体之间均具有良好的对应性。下面我们从两个方面考察了国际 10-20 参考系统与 CPC 系统的对应关系。首先，我们在 CPC 坐标系统中考察了 10-20 地标点的坐标分布。我们用自动 10-20 方法在个体结构像上标定出 21 个 10-20 地标点。然后在个体 CPC 坐标系统中定位出各个地标点的 CPC 坐标。我们将 114 名被试上的 21 个国际 10-20 参考系统参考点定位到 CPC 坐标系，并用 Hammer-Aitoff 投影法将 114×21 个坐标点显示在平面地图中。附表 2-1 给出了 10-20 地标点在人群水平上的平均 CPC 坐标。

附表 2-1　10-20 地标点的平均 CPC 坐标

	CPC 坐标			CPC 坐标	
	Pnz	Pal		Pnz	Pal
C3	0.50	0.30	F7	0.14	0.22
C4	0.50	0.70	F8	0.13	0.78
Cz	0.50	0.50	Fpz	0.10	0.50
F3	0.27	0.34	F7	0.09	0.41
F4	0.27	0.65	F8	0.09	0.60

续表

	CPC 坐标			CPC 坐标	
	Pnz	Pal		Pnz	Pal
Fz	0.30	0.50	T3	0.50	0.10
O1	0.91	0.41	T4	0.50	0.90
O2	0.91	0.60	T5	0.87	0.22
P3	0.73	0.34	T6	0.86	0.78
P4	0.73	0.66	Oz	0.90	0.51
Pz	0.70	0.50			

　　附图 2-3 中显示了人群水平 10-20 地标点在 CPC 系统中的分布，图中，114名被试 10-20 点对应的 CPC 坐标被投影到平面坐标进行显示。结果表明，10-20点的 CPC 坐标显示出了人群水平的集中趋势（0.007 ± 0.0031，$M\pm SD$），除最大变异的两个点 O1 和 O2 的 CPC 坐标变异分别为 0.012 和 0.011 外，其余 10-20 参考系统各点的 CPC 坐标变异都小于 CPC_{100} 网格的一个单位（2—3mm）。

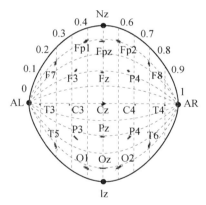

附图 2-3　10-20 地标点的 CPC 坐标分布

参 考 文 献

Biswal，B.，Zerrin Yetkin，F.，Haughton，V. M.，& Hyde，J. S.（1995）. Functional connectivity in the motor cortex of resting human brain using echo-planar mri. *Magnetic Resonance in Medicine*，34（4），537-541.

Cordes，D.，Haughton，V. M.，Arfanakis，K.，Wendt，G. J.，Turski，P. A.，Moritz，C. H.，Quigley，M. A.，& Meyerand，M. E.（2000）. Mapping functionally related regions of brain with functional connectivity MR imaging. *American Journal of Neuroradiology*，21（9），1636-1644.

Cui，X.，Bray，S.，& Reiss，A. L.（2010）. Functional near infrared spectroscopy（NIRS） signal improvement based on negative correlation between oxygenated and deoxygenated hemoglobin dynamics. *NeuroImage*，*49*（4），3039-3046.

Fang，Q.，& Boas，D. A.（2009）. Monte carlo simulation of photon migration in 3d turbid media accelerated by graphics processing units. *Optics Express*，*17*（22），20178-20190.

Fekete，T.，Rubin，D.，Carlson，J. M.，& Mujica-Parodi，L. R.（2011）. The NIRS analysis package：noise reduction and statistical inference. *PloS One*，*6*（9），e24322.

Fishburn，F. A.，Ludlum，R. S.，Vaidya，C. J.，& Medvedev，A. V.（2019）. Temporal derivative distribution repair（TDDR）：A motion correction method for fNIRS. *Neuroimage*，*184*，171-179.

Hoshi，Y.，& Tamura，M.（1993）. Detection of dynamic changes in cerebral oxygenation coupled to neuronal function during mental work in man. *Neuroscience Letters*，*150*（1），5-8.

Jacques，S. L.（2013）. Optical properties of biological tissues：A review. *Physics in Medicine & Biology*，*58*（11），R37.

Kato，T.，Kamei，A.，Takashima，S.，& Ozaki，T.（1993）. Human visual cortical function during photic stimulation monitoring by means of near-infrared spectroscopy. *Journal of Cerebral Blood Flow & Metabolism*，*13*（3），516-520.

Latora，V.，& Marchiori，M.（2001）. Efficient behavior of small-world networks. *Physical Review Letters*，*87*（19），198701.

Latora，V.，& Marchiori，M.（2003）. Economic small-world behavior in weighted networks. *The European Physical Journal B-Condensed Matter and Complex Systems*，*32*（2），249-263.

Lu，H.，Zuo，Y.，Gu，H.，Waltz，J. A.，Zhan，W.，Scholl，C. A.，et al.（2007）. Synchronized delta oscillations correlate with the resting-state functional MRI signal. *Proceedings of the National Academy of Sciences*，*104*（46），18265-18269.

Malmivuo，J.，& Plonsey，R.（1995）. *BioelecTromagnetism：Principles and Applications of Bioelectric and Biomagnetic Fields*. Oxford：Oxford University Press.

Markham，J.，White，B. R.，Zeff，B. W.，& Culver，J. P.（2009）. Blind identification of evoked human brain activity with independent component analysis of optical data. *Human Brain Mapping*，*30*（8），2382-2392.

Newman，M. E.（2006）. Finding community structure in networks using the eigenvectors of matrices. *Physical Review E*，*74*（3），036104.

Singh，A. K.，Okamoto，M.，Dan，H.，Jurcak，V.，& Dan，I.（2005）. Spatial registration of multichannel multi-subject fNIRS data to MNI space without MRI. *Neuroimage*，*27*（4），842-851.

Van Den Heuvel，M. P.，& Pol，H. E. H.（2010）. Exploring the brain network：A review on resting-state fMRI functional connectivity. *European Neuropsychopharmacology*，*20*（8），519-534.

Wang，J.，Wang，X.，Xia，M.，Liao，X.，Evans，A.，& He，Y.（2015）. GRETNA：A graph theoretical network analysis toolbox for imaging connectomics. *Frontiers in Human Neuroscience*，*9*，386.

Wang, L., Jacques, S. L., & Zheng, L. (1995). MCML—Monte Carlo modeling of light transport in multi-layered tissues. *Computer Methods and Programs in Biomedicine*, *47*（2）, 131-146.

Xia, M., Wang, J., & He, Y. (2013). BrainNet Viewer: a network visualization tool for human brain connectomics. *PloS One*, *8*（7）, e68910.

Xiao, X., Zhu, H., Liu, W. J., Yu, X. T., Duan, L., Li, Z., & Zhu, C. Z. (2017). Semi-automatic 10/20 identification method for MRI-free probe placement in transcranial brain mapping techniques. *Frontiers in Neuroscience*, *11*, 4.

Xiao, X., Yu, X., Zhang, Z., Zhao, Y., Jiang, Y., Li, Z., et al. (2018). Transcranial brain atlas. *Science Advances*, *4*（9）, eaar6904.

Yao, R., Intes, X., & Fang, Q. (2018). Direct approach to compute Jacobians for diffuse optical tomography using perturbation Monte Carlo-based photon "replay". *Biomedical Optics Express*, *9*（10）, 4588-4603.

Ye, J. C., Tak, S., Jang, K. E., Jung, J., & Jang, J. (2009). NIRS-SPM: Statistical parametric mapping for near-infrared spectroscopy. *Neuroimage*, *44*（2）, 428-447.

Zang, Y. F., He, Y., Zhu, C. Z., Cao, Q. J., Sui, M. Q., Liang, M., Tian, L. X., Jiang, T. Z., Wang, Y. F. (2007). Altered baseline brain activity in children with ADHD revealed by resting-state functional MRI. *Brain and Development*, *29*（2）, 83-91.

Zou, Q. H., Zhu, C. Z., Yang, Y., Zuo, X. N., Long, X. Y., Cao, Q. J., et al. (2008). An improved approach to detection of amplitude of low-frequency fluctuation（ALFF）for resting-state fMRI: Fractional ALFF. *Journal of Neuroscience Methods*, *172*（1）, 137-141.

索　引

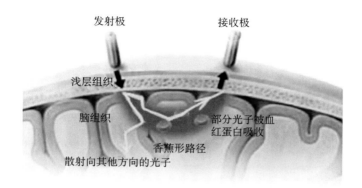

图 2-4　光子在组织中的传播过程（https://cibsr.stanford.edu/NIRS_Lab.html）

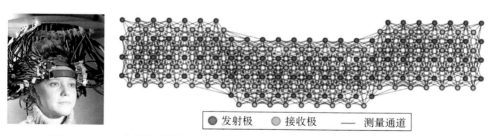

● 发射极　　● 接收极　　—— 测量通道

图 2-9　DOT 光极佩戴图及光极导联排布示意图（Eggebrecht et al.，2014）

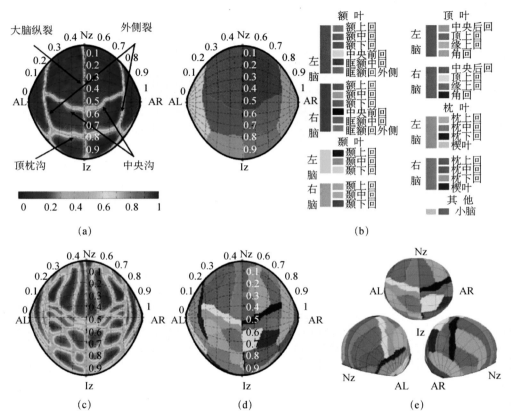

图 3-9　经颅脑图谱 TBA114_LPBA40。（a）为脑叶级别最大概率地图；（b）为脑叶级别的最大似然标号地图；（c）为沟回级别最大概率地图；（d）为沟回级别最大似然地图，平面投影视图；（e）为沟回级别最大似然地图，在一名随机被试头表面上的立体视图。（Xiao et al.，2018）

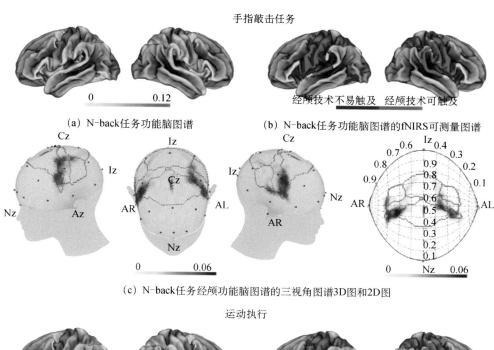

手指敲击任务

0　　　　　0.12

（a）N-back任务功能脑图谱

经颅技术不易触及　经颅技术可触及

（b）N-back任务功能脑图谱的fNIRS可测量图谱

0　　　　　0.06

（c）N-back任务经颅功能脑图谱的三视角图谱3D图和2D图

运动执行

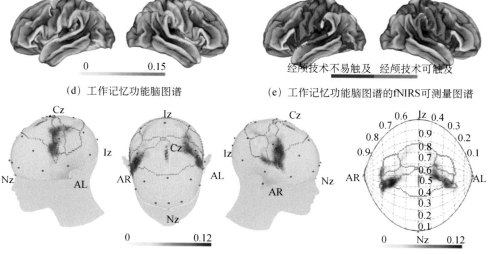

0　　　　　0.15

（d）工作记忆功能脑图谱

经颅技术不易触及　经颅技术可触及

（e）工作记忆功能脑图谱的fNIRS可测量图谱

0　　　　　0.12

（f）工作记忆经颅功能脑图谱的三视角图谱3D图和2D图

图 3-10　脑功能经颅图谱及运动执行功能 TBA（Jiang et al.，2020）

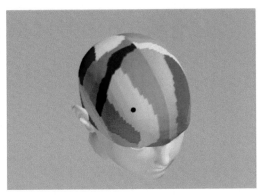

图 3-11　TBA 实时可视化导航系统。为可视化系统屏幕截图，图中为 TBA114_LPBA40 图谱的最大似然标号地图

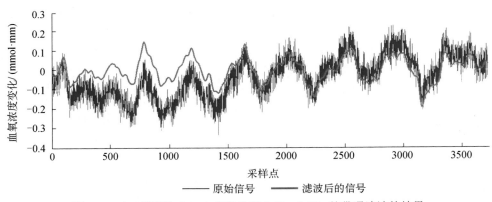

图 4-1　对一段原始 fNIRS 信号进行 0.01—0.5Hz 的带通滤波的结果

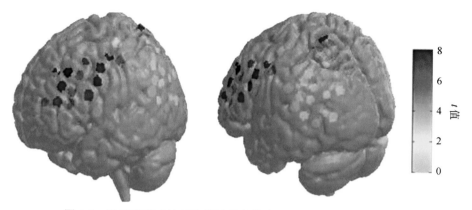

图 4-8　以通道形式绘制的激活强度模式图（Pei-Pei et al.，2018）

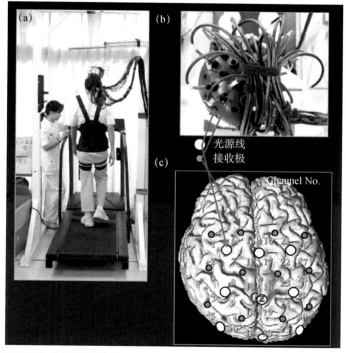

图 5-13　实验场景图和光极板覆盖位置。（a）为被试佩戴光极帽在跑步机上行走的实验场景；
（b）为实验光极帽设计；（c）为各光极在解剖 MRI 脑成像上的投影（Miyai et al.，2001）

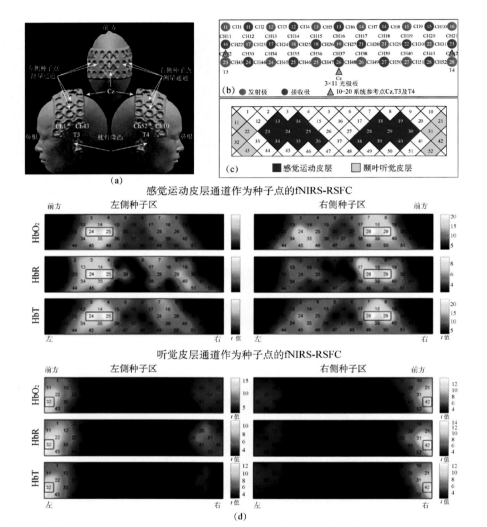

图 6-1　利用 fNIRS 计算 RSFC。（a）为 fNIRS 静息数据采集时的光极排布，白色箭头指向左右侧计算 RSFC 的种子点；（b）为发射极和接收极排布；（c）为 fNIRS 测量导的覆盖区域，深灰代表覆盖到感觉运动皮层，浅灰为听觉皮层。；（d）选择感觉运动皮层的测量通道（黑色方框）作为种子点的 fNIRS-RSFC 结果；（e）选择听觉皮层的测量通道（黑色方框）作为种子点的 fNIRS-RSFC 结果（Lu et al.，2010）

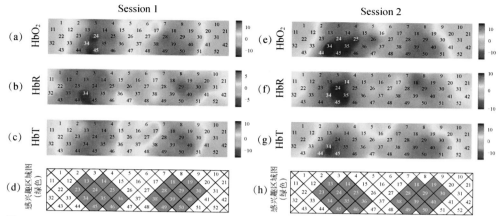

图 6-2 Session1（第一列）和 Session2（第二列）的种子点相关的 fNIRS-RSFC。一至三行分别显示基于 HbO₂、HbR、HbT 数据计算的 RSFC 图，第四行表示 fNIRS 导的定位结果，测量到运动区的 fNIRS 导表示为绿色。（Zhang et al.，2011b）

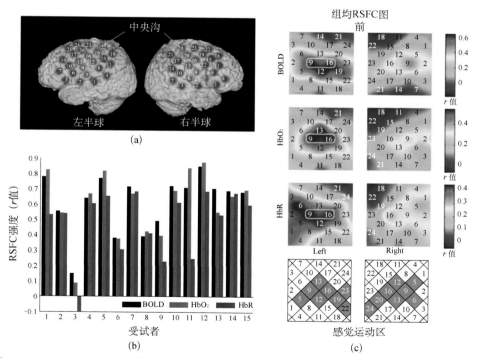

图 6-3 fMRI-fNIRS 同步采集计算并比较 RSFC。（a）fNIRS 数据测量的脑区。红圈表示测量到左右感觉运动皮层的导，导蓝圈表示其他测量导；（b）fNIRS-RSFC 和 fMRI-RSFC 在不同的受试者的 ROI 连接强度的比较；（c）群组水平的 fNIRS 和 fMRI 得到的 RSFC 空间图。（Duan et al.，2012）

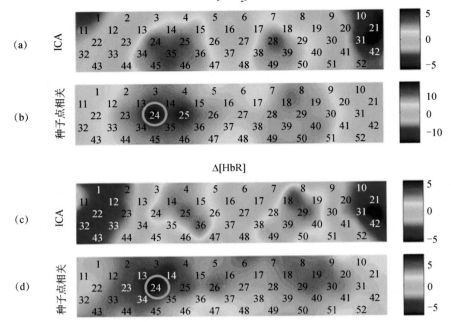

图 6-4 基于 ICA（a，c）和种子点相关（b，d）得到的 RSFC 图的比较。种子点相关结果中的绿圈为分析时选择的种子点。a，b 和 c，d 分别为 Δ [HbO2] 和 Δ [HbR] 信号得到的结果（Zhang，2010a）

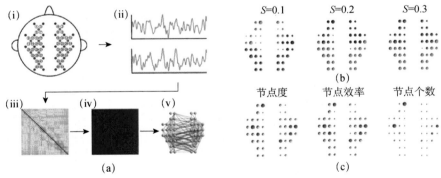

图 6-5 图论方法分析流程及脑网络结果。（a）fNIRS 图论方法分析流程。（i）头壳上光极和测量通道的排布，蓝色为接收极，红色为发射极，白圈代表测量通道，数字代表测量通道的编号。（ii）两个用于做相关的 fNIRS 数据。（iii）两两 fNIRS 数据做相关后相关值的矩阵，红色代表相关较高，绿色代表相关较低。（iv）二值化后的相关矩阵。大于指定阈值的设置为 1，标为红色，小于的设置为 0，标为蓝色。（v）最终形成的测量连接模式；（b）基于脑网络得到的全脑不同的模块，绿色为双侧的额叶上中部，红色为枕叶区域。三列为使用不同的指定阈值得到的结果；（c）通过计算脑网络指标得到的结果，红色为指标较大的节点，即 hub 节点（Niu et al.，2012）

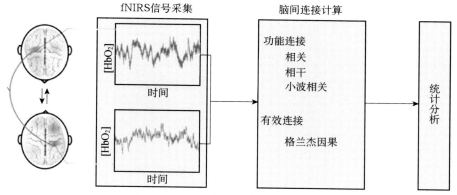

图 6-13　fNIRS 多脑成像脑间连接分析

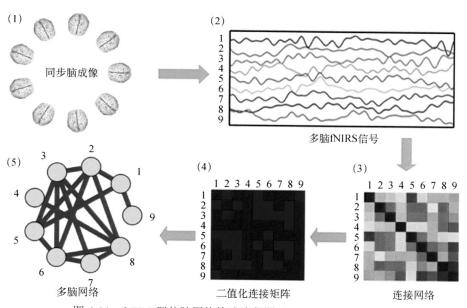

图 6-14　fNIRS 群体脑网络构建流程图（Duan et al.，2015）

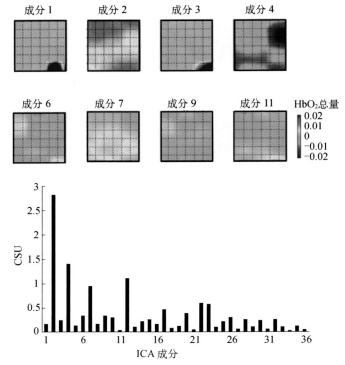

图 6-18　信号成分解析上图为文章中一个受试者 ICA 分解信号得到的不同成分的空间模式，下图为各成分空间模式对应的 CSU 值（Kohno et al.，2007）

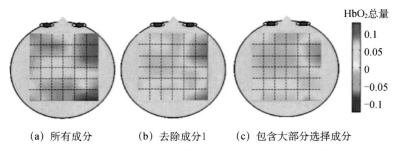

（a）所有成分　　　　　（b）去除成分1　　　　（c）包含大部分选择成分

图 6-19　去噪效果图。（a）保留所有成分的激活结果；（b）去除 1 个成分（成分 2）后的激活结果图；（c）去掉多个成分后的激活结果图（Kohno et al.，2007）

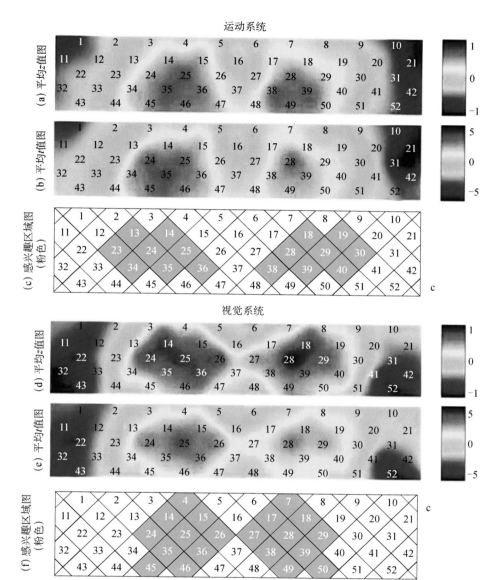

图 6-22　fNIRS 静息数据分析结果。（a）-（c）为运动区功能连接的分析结果，（d）-（f）为视觉区功能连接的分析结果（Zhang et al.，2010a）

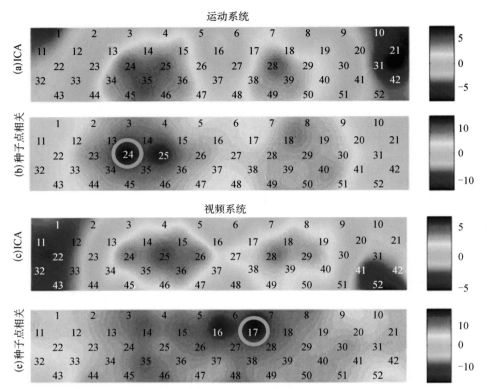

图 6-23　ICA 的分析结果与传统的基于种子点相关分析的结果的比较。(a)、(b) 为运动区功能连接的分析结果，(c)、(d) 为视觉区功能连接的分析结果（Zhang et al.，2010a）

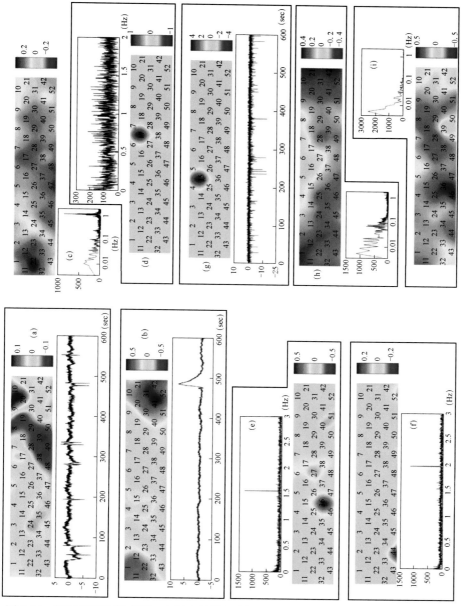

图 6-24　不同类型的噪声源。未标出的横纵坐标单位为相对量（Zhang et al.，2010a）

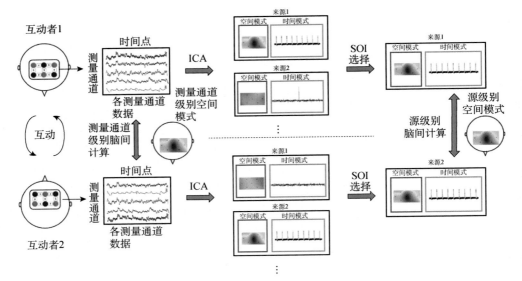

图 6-26　源级别的脑间连接计算方法（Zhao et al.，2017）

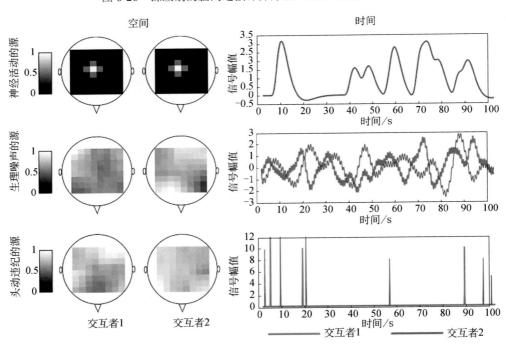

图 6-27　模拟的脑间连接源和噪声源（Zhao et al.，2017）

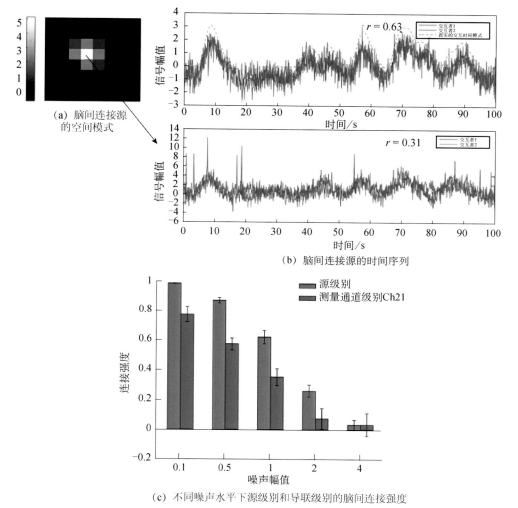

（a）脑间连接源
的空间模式

$r = 0.63$

图例：
交互者1
交互者2
真实的交互时间模式

$r = 0.31$

图例：
交互者1
交互者2

（b）脑间连接源的时间序列

源级别
测量通道级别Ch21

（c）不同噪声水平下源级别和导联级别的脑间连接强度

图 6-28　噪声的干扰而导致导联级别脑间连接的敏感性下降（Zhao et al.，2017）

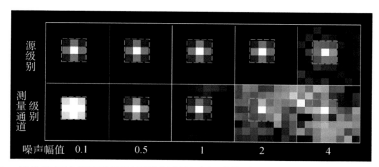

源级别

测量通道级别

噪声幅值　0.1　　0.5　　1　　2　　4

图 6-29　假的脑间连接导致测量通道级别的脑间连接特异性降低（Zhao et al.，2017）

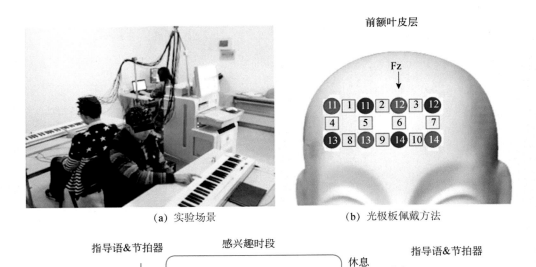

（a）实验场景　　　　　　　　　（b）光极板佩戴方法

（c）实验设计

图 6-30　双人交互真实实验场景、光极板佩戴方法和实验设计（Zhao et al.，2017）

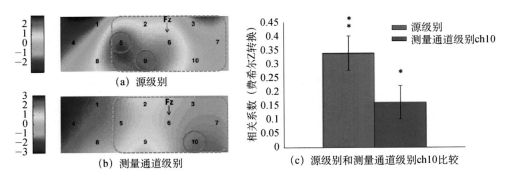

（a）源级别

（b）测量通道级别

（c）源级别和测量通道级别ch10比较

图 6-31　真实实验结果。其中（a）和（b）为源级别和测量通道级别的脑间连接的结果的空间图，圆圈中为相应显著的测量通道；（c）为脑间两种方法脑间连接强度的比较（Zhao et al.，2017）

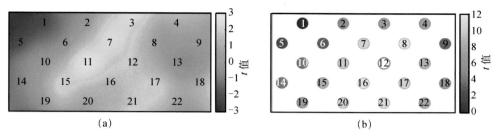

附图 1-12　二维的平面结果显示示例。（a）静息态 zfALFF 群组水平（*n*=9）的统计结果图，颜色值表示单样本 *t* 检验的统计值；（b）静息态 ROI2WholeBrain 功能连接的群组水平（*n*=9）统计结果图，颜色值表示单样本 *t* 检验的统计值

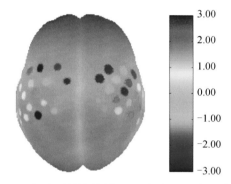

附图 1-13　静息态 zfALFF 组水平统计结果 3D 可视图。颜色值为单样本 *t* 检验的统计值

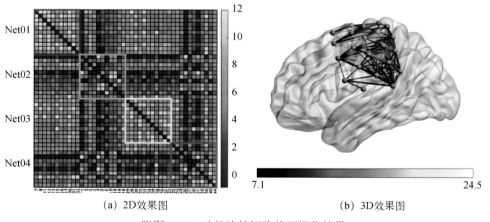

（a）2D效果图　　　　　　　　（b）3D效果图

附图 1-15　功能连接矩阵的可视化结果

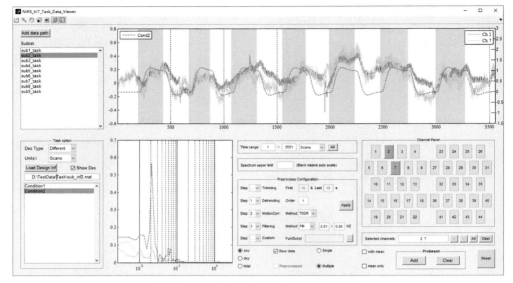

附图 1-16　任务参考波与信号同步显示

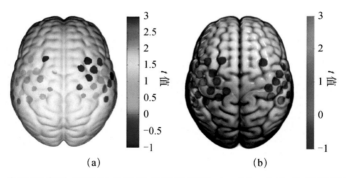

(a)　　　　　　　　　　　(b)

附图 1-19　一个动手实验的群组水平任务激活结果（n=9）。（a）为显示结果是直接通过 NIRS-KIT 画在标准脑模板的皮层表面；（b）为利用 NIRS-KIT 将组水平激活结果以固定大小的小球存储在 NIFTI 文件中，然后利用外部的可视化软件 MRIcroGL 做结果显示。图中的颜色值代表组水平统计的 t 值

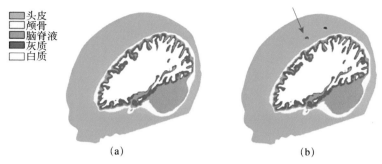

图例:
头皮
颅骨
脑脊液
灰质
白质

(a)　　　　　　　　　　　　(b)

附图 1-27　五层分割后的脑组织结构（a）以及设定发射极（箭头所示圆点）和接收极（右侧圆点）在头壳上的位置，以及发射极输入光子的方向（箭头）（b）

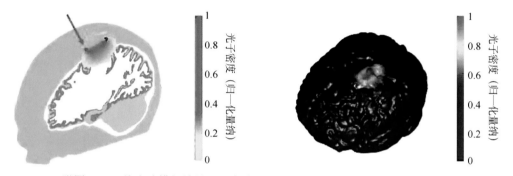

光子密度（归一化量纲）

光子密度（归一化量纲）

附图 1-28　将光路模拟结果显示在脑组织（左图）和皮层表面（右图）上